スーパー介護ヘルパー&
認知症介護スペシャリストが教える

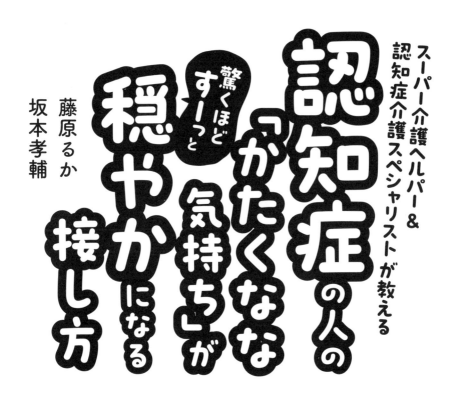

認知症の人の「かたくなな気持ち」が驚くほどすーっと穏やかになる接し方

藤原るか
坂本孝輔

すばる舎

まえがき

親孝行と思って、認知症になった親の面倒をみているけれど、イライラして衝突がたえない。電話に出るのも、顔を合わせるのもつらい……。こんな悩みをお持ちのご家族と、たくさん出会ってきました。

認知症だから、できないことが増えていくのは仕方ないけれど、性格まで変わってしまうものなんでしょうか？

私自身、この疑問にずっとモヤモヤしていました。たとえば、手助けをしても「ありがとう」どころか迷惑な顔をされたり、自分の失敗を人のせいにしたりする場面を見たとき。「これって認知症？　性格じゃないの？　それとも嫌がらせ？」と感じる……そうなるとやさしくできない、イライラしてしまう……。

そんな私ですが、介護職20年目の頃、認知症介護を極めたいと思い、東京都認知症介護指導者研修を修了しました。

研修講師や介護現場の課題解決にあたりながら探求し続け、ようやくモヤモヤの理由をつきとめました。不思議なことに、理由がわかるとイライラしなくなり、自分がイライラしなければ、相手も当たり前のように穏やかになるんですね。

ああ、あのモヤモヤの理由を……イライラせずに介護する方法を、たくさんの人に伝えたい……そんなとき、藤原るかさんから共著のお誘いをいただきました。

本の構成については、とことん議論しました。私は認知症介護指導者としての探究成果と、デイサービス職員としての視点から。るかさんは生活場面に密着し、1対1の関係性から編み出した、ホームヘルパー視点からのノウハウを、できるだけ親しみやすい表現で。

このセッションはとても楽しく、心躍る発見がいくつもありました。読者の皆さんにも、認知症の人の「かたくなさ」の謎解きのおもしろさに気づいていただけたら、うれしいです。

本書の第1章の執筆は私が担当しました。理論編として、認知症の人がかたくなになってしまうメカニズムを解説します。第2章は実践編として、藤原さんが認知症の人の心を穏やかにする接し方を伝授します。

そして第3章は、「こんなときどうする?」のQ&A編。2人がそれぞれに回答しています。共通する部分もあるものの、異なる視点からの異なる解決策を、「良いとこ取り」で参考にしていただけたら幸いです。

私が初めて目にした介護は、病院で亡くなった祖父と母です。祖父の臨終を告げられた直後、看護師よりも先に亡骸のオムツを交換した母への畏敬の念と、便で汚れた祖父のオムツに強い嫌悪感を覚えた自分へのくやしさ……。

いつか祖母に介護が必要になったとき、迷わず母と同じ行動ができるようになりたい。そんな「家族孝行へのあこがれ」が私の介護の原点なのかもしれません。

現在、今年100歳になる祖母は母が介護していますが、ご飯をモリモリ食べていつも幸せそうな祖母の笑顔を見ると、まだまだ母にはかなわないと感じてしまいます。

最後に、私の知人である介護士タカハシさんには、とてもおもしろく、ほっこりする四コママンガを描いていただきました。この場をお借りしてお礼いたします。

本書が認知症の人と、介護する人の幸せにつながることを願って。

坂本孝輔

目次

第1章 認知症の人が「かたくな」になるのには、理由がある

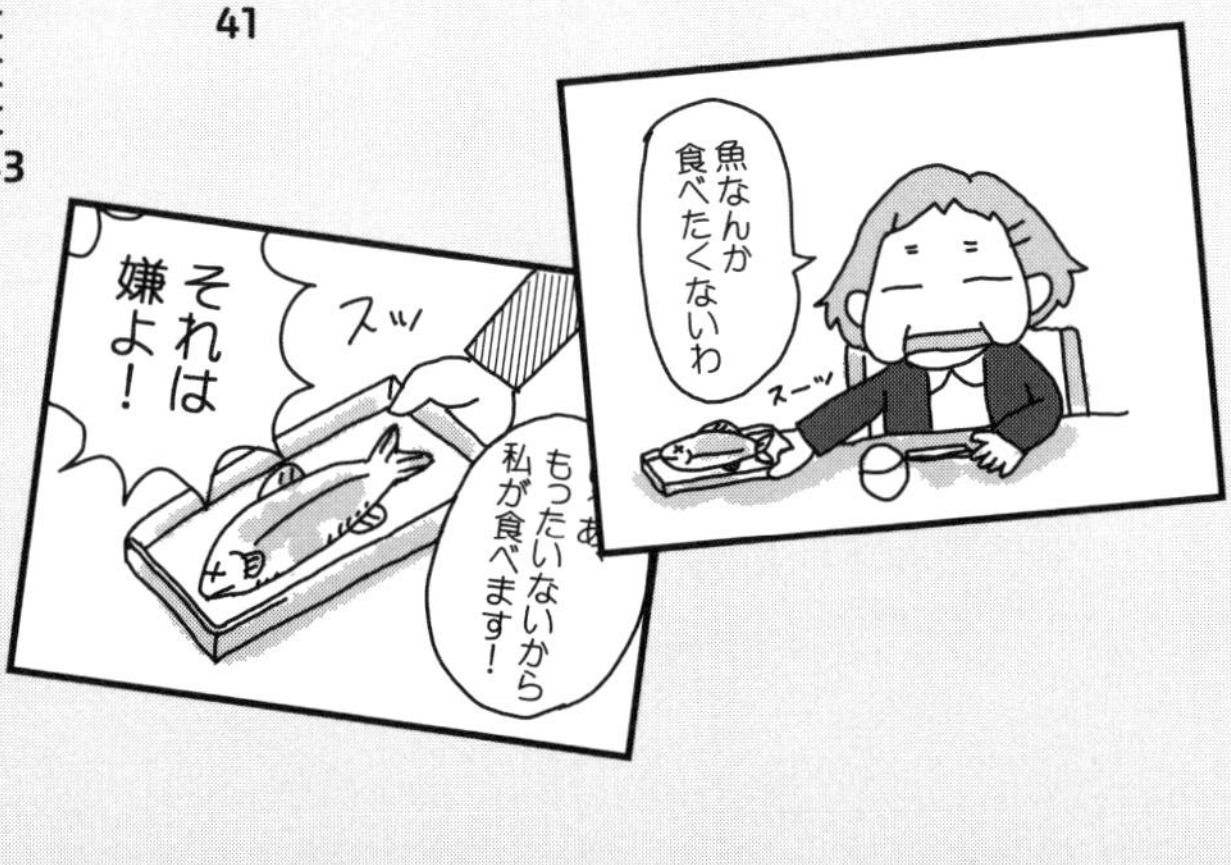
魚なんか食べたくないわ
ズーッ
それは嫌よ!
ズッ
もったいないから私が食べます!

第2章

スーパー介護ヘルパー流！ 認知症の人が驚くほど穏やかになる接し方

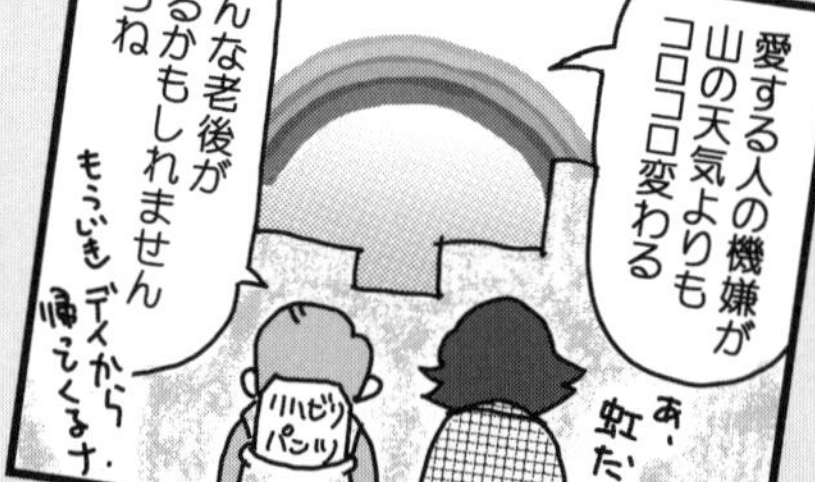

2

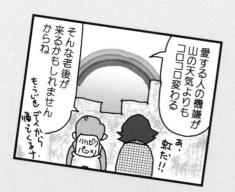

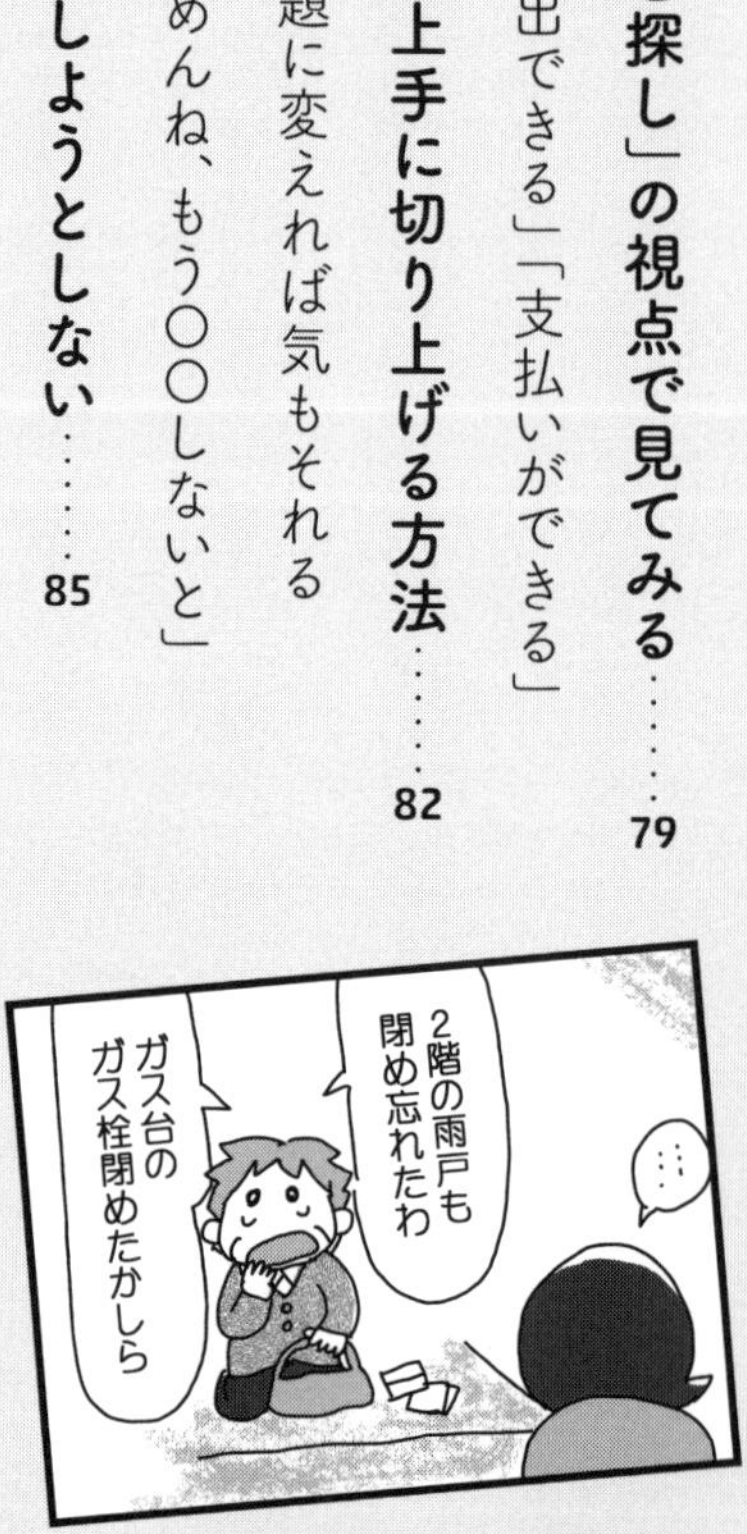
2階の雨戸も閉め忘れたわ
ガス台のガス栓閉めたかしら
……

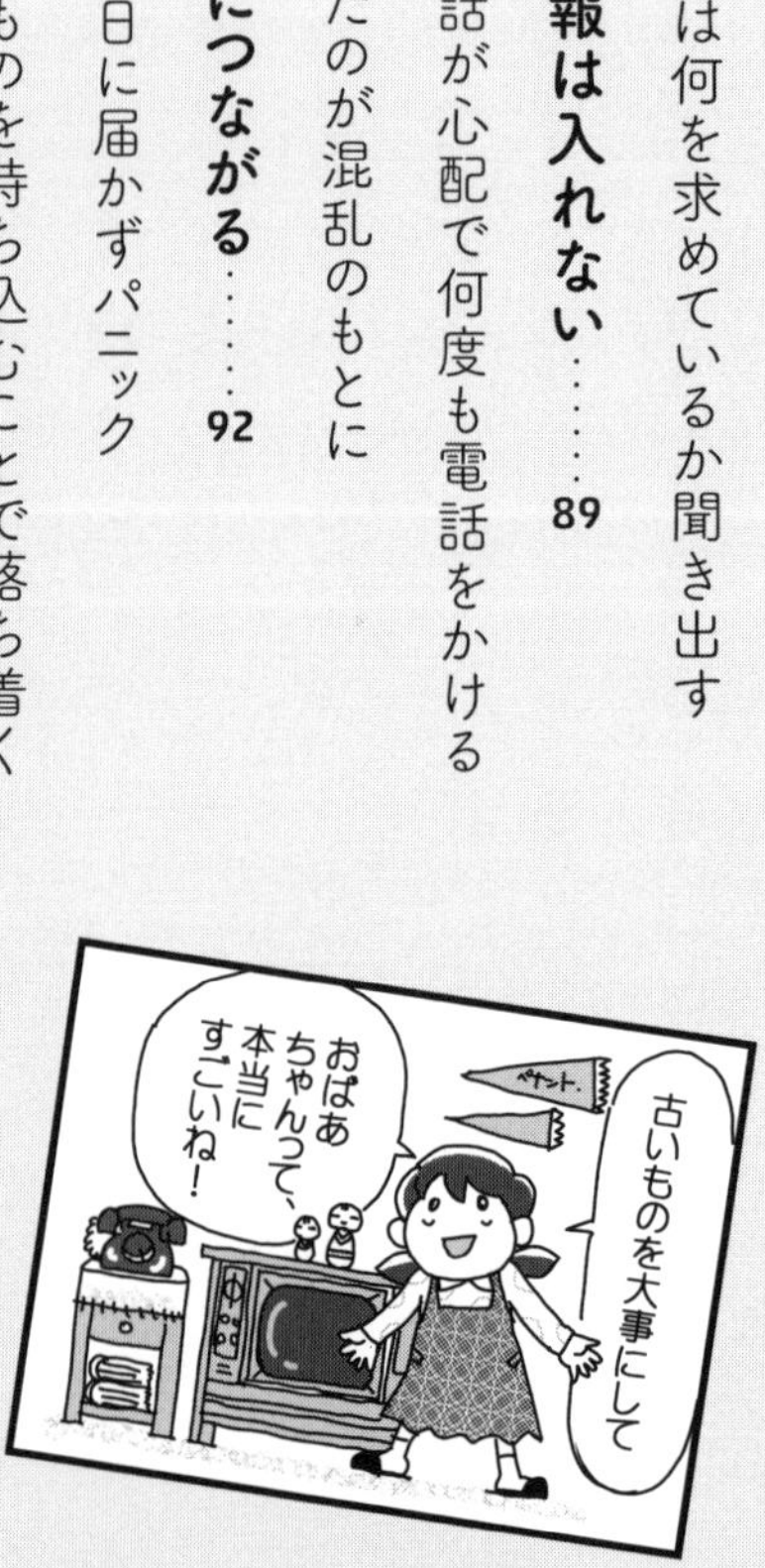
古いものを大事にして
ペナント
おばあちゃんって、本当にすごいね!

第3章 こんなときどうすればいい？ ケース別接し方

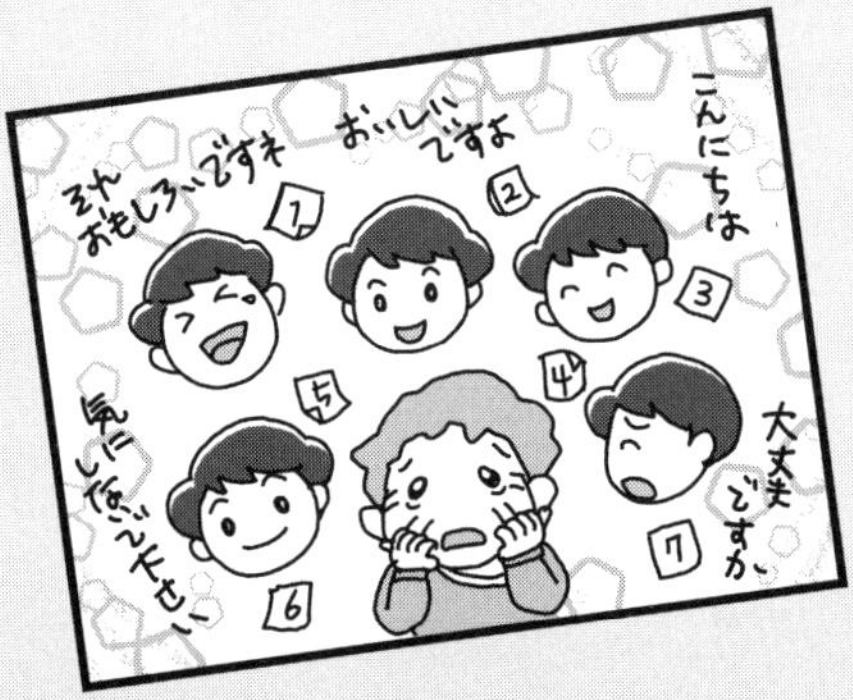

こんにちは
おいしいですよ
それおもしろいですね
大丈夫ですか
気にしないで下さい

第1章

認知症の人が「かたくな」になるのには、理由がある

もっと素直になってくれたら、ずっと介護がラクになるのに…

認知症の初期に起こる「かたくなさ」

いざ親が認知症となった……。「徘徊」「不潔行為」などの困った行動が起きるのだろうか。そう心配するご家族も多いようです。

けれども実際には、**そういった〝有名な〟症状が必ず出るわけではありません。個人差があり、症状が出るとしても、だいぶ認知症が進んだ時期（中期以降）になります。**

認知症のもっとも基本的な症状である物忘れ（記憶障害）は、たしかに初期の頃から現れます。というよりも、周囲が認知症に気づくのは、物忘れの多さからでしょう。

その物忘れも、「トイレの場所がわからなくなる」「家の外で迷子になる」「家族の顔もわからなくなる」といった段階は、やはり中期以降になります。

介護の始まり、つまり認知症の初期の頃には、食事・入浴・排せつ・外出といった日常生活の行動はほとんど自立しています。約束を守る・計画を立てる・金銭管理など複雑なことが少しずつ苦手になってくるものの、周囲の手助けがあれば、ひとり暮らしも継続できる状態です。

こうしてみると、認知症になって大変なのは中期以降。初期はまだ家族の手がかからないからラク……のような気がしますが、そうとも限りません。**初期の認知症介護には意外な難しさがある**のです。

それは、「かたくな」とも言える態度。

介護保険の申請をしようとしても「必要ない、私は困ってない」と断る。

なんとかデイサービス利用にこぎつけても勝手に帰ってきたり、何だかんだ理由をつけて休む。

せっかく頼んだ訪問介護を「用事はないから帰ってください」と追い返してしまう。

何日もお風呂に入った形跡がないから「お風呂用意したから入ってね」とすすめても、「昨日入ったから大丈夫」と断る。

せめて洗濯したいから服を着替えてと頼んでも、迷惑そうな顔をするだけ。

ゴミの捨て方を何度教えても守ってくれないので、忘れないように「ゴミ分別！」と大きく貼り紙をしても、すぐはがされてしまう……。

こんなふうに、周りから見たら明らかに必要な手助けやアドバイスを、「困ってない」「自分でできる」などと、かたくなに受け入れてくれないケースが、認知症の人にはとっても多いのです。

「必要ない」「私は大丈夫」「自分でできる」と拒絶

一般的に、認知症になると「頑固になる・怒りっぽくなる・鬱っぽくなる・人付き合いが悪くなる」と言われています。こうした症状は初期の頃から現れます。

認知症になる前は人当たりがよく、頑固でもなかったはずなのに、まるで性格が変わったように人付き合いが変わり、閉じこもりきりになったり、常にイライラして攻撃的になったり……そのせいで近所付き合いが減り、それどころか家族とも疎遠になってしまうことは珍しくありません。

また、自分の失敗や間違いを「かたくな」に認めず、被害的になったり、人のせいにしたりすることもあります。こうなってしまうと、「否定せずやさしく見守る」なんて、とても難しくてできないと感じてしまい、つい口調がきつくなり、怒るような態度をご家族がとってしまうことも無理のない気がします。

もっと素直にこちらの言うことを聞いてくれたら、ずっと介護もラクになるのに……。
そう思うこともあるでしょう。

実は、認知症の人の「かたくなさ」に困っているのは、ご家族だけではありません。**介護施設などでは「介護拒否」と呼ばれ、どうしたらこの「かたくなさ」を解消できるのか、日々悩んでいる**のです。

それだけよく起こるケースであり、初期の認知症の特徴とも言えます。

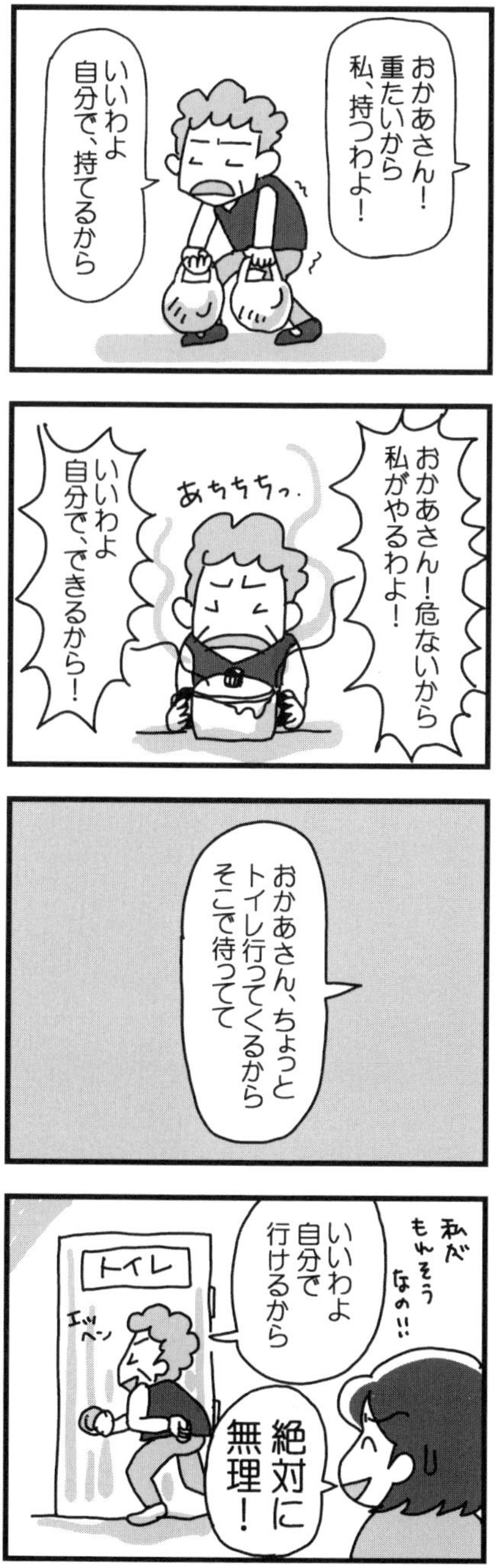
おかあさん! 重たいから 私、持つわよ!
いいわよ 自分で、持てるから
おかあさん!危ないから 私がやるわよ!
あちちちちっ
いいわよ 自分で、できるから!
おかあさん、ちょっと トイレ行ってくるから そこで待ってて
トイレ
いいわよ 自分で 行けるから
絶対に 無理!

介護拒否に悪気は全くない。「本当に困っていない」だけ

できないことを自覚できない「メタ認知」の不具合

「あんなに温和だったお母さんが、こんなに頑固になるなんて……」

こうした変化は、認知症以前の本人をよく知る家族を困惑させます。かつては頼りがいのある〝できた〟親だったら、なおさら子どもはその変化をなかなか受け入れられないものです。

なぜ認知症になると、素直にこちらの手助けや親切を受け入れてくれないのでしょう。かたくなに「ノー」を言うのでしょう……。

こうした態度をとられると、こちらに対して悪意があるのか、と思ってしまうものです。でも、決してそうではありません。

まず知っていただきたいのは、決して「性格の悪い人」に変わってしまったわけでは

ない、ということです。**「今までの姿が嘘で、本当はこんな人だったのか」などと思う必要もありません。**

介護する側が「かたくな」と受けとる態度は、認知症の人にとって、言わば「当然の反応」であることが多いのです。

入浴や洗濯を拒否する、訪問介護を拒絶する……。それは本当に、本人が「困っていない」からなのです。ゴミの分別の貼り紙をはがしてしまうのは、「自分はちゃんとできている」と思っているからなのです。

このように、実際は困った状況なのに、困ったと感じていないのは、**「メタ認知の不具合」**が生じているためです。

「メタ認知」とは、自分の能力・感情・思考・行動を把握する、脳の働きです。簡単に言うと**「自分が何を考え、何をしているか、客観的に認識する」**ということです。認知症は、脳の様々な認知機能（頭の働き）の不具合を生じさせるものですが、メタ認知の不具合はそのなかのひとつです。

ひとつ例を紹介しましょう。認知症の男性と、私のある日の会話です。

「昨日散歩の途中で実家に顔を出してきたよ」

「あれ？……ご実家ってどこでしたっけ？」

「岩手の○○だよ」

「今はどこに住んでるんですか？」

「（東京都）□□市△町」

「おお？　ずいぶん歩きましたね……（汗）」

「たいした距離じゃないよ～（笑）」


この事例で注目したいのは、男性が散歩の途中で東京と岩手を往復したという話の矛盾を、自覚できていない点です。

ちなみにこの男性はひとり暮らしで、ある程度の身の回りのことは自分でできています。認知症の診断を受けており、ご本人もそのことを知っています。しかし、ご自身の認知症の症状を自覚することはできていません。

これがまさしく「メタ認知の不具合」です。

「ちゃんとやってるのになぜ責められる？」と一層かたくなに

このように、自分自身の物忘れや、その場にそぐわない行動や判断を自覚できない状態を、**「病識が低下している」**とも言います。

病識が低下すると、認知症の様々な症状によって**日常生活に「困っている」ことも、自覚できなくなります。**迷子になったりゴミの処分や火の不始末などで、周りに迷惑をかけることもあるのに、本人は困っていないし、周囲を困らせている認識を持てない……という状態に陥りやすいのです。

結果的に、「私は何も困っていない」「誰にも迷惑をかけていない」と、こちらの申し

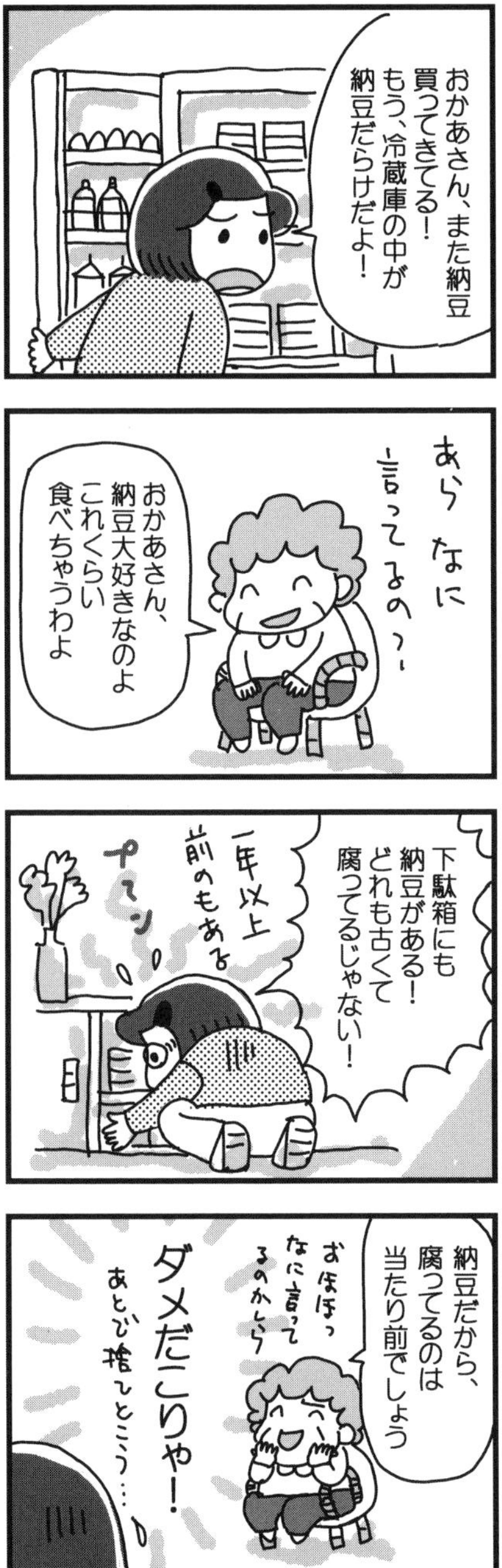

おかあさん、また納豆買ってきてる！もう、冷蔵庫の中が納豆だらけだよ！
あら なに言ってるの？
おかあさん、納豆大好きなのよ これくらい食べちゃうわよ
下駄箱にも納豆がある！どれも古くて腐ってるじゃない！
一年以上前のもある
プーン
納豆だから、腐ってるのは当たり前でしょう
おほほっ なに言ってるのかしら
ダメだこりゃ！
あとで捨てとこう…

出を拒否することになります。これが、認知症の人の「かたくなさ」の正体です。

「認知症によって、かたくなな性格になった」のではなく、**「認知症の症状が作用して、かたくなさが生まれている」**ということです。「困らせてやろう」と思って、わざと頑固な態度をとっているわけではないのです。悪気はまったくないのです。

さらに、

「私は何も困っていないのに、家族が私のやることにうるさく口を出す。私を役立たず扱いする」

「誰にも迷惑をかけていないのに、近所の人が私のことを見張っていて不愉快だ」

そんな気持ちが生まれ、ますますかたくなになる……といった悪循環も起きています。

認知症の人の毎日は「不安と緊張の連続」

「思い出せない」「見当がつかない」混乱

メタ認知以外にも、不具合が生じる脳の認知機能（頭の働き）はいろいろあります。

●「記憶」の不具合

認知症の代表的な症状で、「覚えられない」「思い出せない」の2種類に区別できます。単なる「物忘れ」という言葉でひとくくりにできない特徴があります。

【覚えられない】

・最近のこと、数分前の新しい出来事を覚えられない

・何度も繰り返される体験・強い感情に結びついた体験は記憶に残りやすい

感情に紐づいた記憶を「感情記憶」と言います。とくに、不安・怒りなどネガティブ

な感情は記憶に残りやすいので、「覚えてほしいことは忘れるくせに、忘れてほしいことは覚えてる！」とボヤキたくなるのです。

【思い出せない】

・完全に記憶からなくなる（忘却）
・きっかけやヒント、手助けがないと思い出せない
・思い出せても、時系列がメチャクチャで事実と違う記憶になってしまう
・記憶に空いてしまった穴を、思い込みから生まれた偽りの記憶で補完してしまう

うまく思い出せないことで、「実際の出来事」と「本人が認識している事実」がズレてしまうので、対人関係トラブルの原因になります。

●「見当」の不具合

目に見えない状況や情報を大まかに推測する能力を、「見当」と言います。

たとえば今、外出先で突然腹痛に襲われたとします。目の前の公園にトイレがあったとしても、「トイレットペーパーがあるか心配」になりませんか？　このとき、「公園トイレにはペーパーがないかもしれない」と見当をつけたのです。

これが公園ではなく、デパートや会社のトイレではどうでしょう？　おそらく「ペー

パーがないかも」と心配にはなりませんよね。そこには高確率でペーパーがあると見当をつけているのです。

ところが認知症になると、見当をつける能力が著しく低下します。「公園でも会社でもデパートでも、ペーパーがあるのかどうか見当がつかない」状態になるので、常にポケットやバッグの中に大量のちり紙を入れておかないと、気が済まなくなります。

その他にも、見当の不具合によってこんなことが起こります。

・自宅にいても、今いる場所の見当がつかないので、「家に帰りたい」と言う
・前回トイレに行ってからどのくらい時間が経過したか見当がつかず、次にいつトイレに行けるのか見当がつかないので、心配で何度もトイレに行ってしまう
・今の季節、気温、時間の見当がつかないので、気候に合わない服装を選んでしまう
・顔と名前の記憶があいまいになっているので、似たような体格・髪型の人が同じに座っていると見当が外れ、人違いをしてしまう

●「計画・段取り」の不具合

調理や買い物・掃除など、どれひとつとっても複数の手順があり、正しい順序と方法

で行わねばなりません。先の見通しを立てて、必要な道具や条件を整え、確認しながら実行する必要があります。それを可能にするのが「計画・段取り能力」です。この認知機能が損なわれると、日常生活の様々な場面に不便が生じるようになります。

たとえば、「味噌汁をつくる」という作業ひとつとっても、次のような工程があります。①材料を用意する（なければ買いに行く）→②道具をそろえる→③お湯を沸かす→④具材を順番に煮る→⑤火加減を調整する→⑥具に火が通ったことを確認する→⑦だしと味噌を入れる→⑧味見をする→⑨お椀によそう

計画・段取りの不具合が生じていると、①～⑨の何かを忘れてしまったり、水を入れる前に鍋を火にかけたりするなど、順番を間違えてしまうようになります。

過剰な防衛本能が発動

以上が、主に認知症初期によく見られる認知機能の不具合です。認知症がさらに進行すると、以下のような認知機能の不具合も起きてきます。

●**「理解判断」の不具合**……イエス・ノーで答えられないような、少し複雑な質問に答えたり、状況によって正しい行動を判断したりすることができなくなる。

●「意思疎通」の不具合……自分の伝えたい内容を適切な言葉で表現できなくなったり、相手の言葉を理解するスピードが低下して、会話がスムーズに行えなくなったりする。

●「注意力」の不具合……何かに意識を集中させたり、適度に周囲に注意を払ったりすることができなくなる。進行すると、目の前に椅子があっても見つけられなくなる。

●「生活動作」の不具合……手足の筋力に異常がないのに、着替えや歯磨きなど、当たり前にできていた生活動作を忘れてしまい、うまくできない。

●「認識」の不具合……視力や視野に異常がないのに、見慣れた生活必需品（トイレ・包丁・スプーンなど）を見ても意味がわからず、使うことができない。

こうした認知機能の不具合が起こることで、認知症の人の日常はどうなるでしょうか。それは、「不安と緊張、混乱の連続」です。

記憶の不具合があると、「今日はデイサービスに行く日でしょ」と言われても、覚えていません。デイサービスがどんな場所か、何のために行くのかもわかりません。いやな場所だったらどうしよう、不安だ。わからないところには行きたくない。何か断る理由はないものか……。

見当の不具合があると、「味噌汁のネギを切って」と指示されても、どう切ればいいか見当がつかない。顔と名前の記憶があいまいになっているので、顔に見覚えがあっても、どこの誰か見当がつかないので、不安に感じて落ち着かない……。

日常生活の中で、こうした失敗が重なるたびに自信をなくし、人前に出ることが不安になります。その結果、閉じこもりや抑うつ症状として現れてしまうこともあります。

たしかに、認知症の人はメタ認知の不具合のため、自分自身の物忘れやその場にそぐわない行動を自覚することができません。けれども、自覚はできなくても、現実との齟齬が実際に起きています。

「なぜそうなっているのか」わからなくても、現に失敗したり、自分自身に関することが勝手に決められ、知らぬ間に進行していたりする。身に覚えのないことで、家族などから注意されたり責められたりする……。

これは不安や混乱を強いられる状況以外の何物でもありません。

不安と緊張、混乱の連続の中、失敗や人からの攻撃を恐れて、過剰な防衛本能が出てしまっています。それが、認知症の人の「かたくなさ」の一端でもあります。

「火に油を注ぐ」接し方で、さらにかたくなに!?

注意されればされるほど席を譲れないAさん

認知症の人のかたくなさ、性格の変化は、あくまで私たちから見た印象にすぎません。これらの認知機能の不具合を抱え、しかも自分の症状を自覚することができない（病識の低下）まま社会生活を営むことが、どれほどの不安や緊張、混乱を生じさせるか……。想像がつくでしょうか。

このことは、おりにふれて思い出していただきたい、大切なことです。

私が働いていた施設での話です。以前は席を譲り合えていたのに、最近は同じ席に座ることにこだわり、そこに他の人が座ると意地悪してしまう認知症の入居者Aさんがいました。

そこで、Aさんと周囲の入居者の関係が悪化してしまわないよう、介護職員が考えた対策は、「みんなの席だからわがまま言わないで」「譲り合ってください」「意地悪したらかわいそうですよ」とその都度Aさんに注意する、というものでした。

でも、その後もAさんの行動は変わらず、注意されることに対して、さらに感情的に怒るようになり、かえって関係がこじれてしまいました。

Aさんが介護職員の助言や注意を受け入れず、かたくなになった背景には、まず**「感情コントロールの不具合」**があると考えられます。

すべての認知症の人に見られる症状ではありませんが、決して珍しいものではありません。

脳の前頭葉には、感情表現や、欲求・衝動をコントロールする機能があります。この機能が低下すると、感情を抑えられず衝動的に行動してしまうことが多くなります。

自分が不快に感じた、他人の容姿を本人の前で口にして「嫌いなのよ」と言ってしまったり。不快な体験について話しているうちに、ますます不快感が強くなって愚痴を止められなかったり。恐怖心を感じたり、ちょっとした刺激を受けてイラッとしたら手が出てしまったり……。

Aさんも「感情コントロールの不具合」によって、不安や不快な感情を抑えきれず、落ち着く席を誰かに取られたと感じて攻撃的になってしまったのでしょう。

一方的な非難としか受け取らない

さらに、記憶や見当、メタ認知の不具合の影響もあったと考えられます。

介護職員に注意されても、ご自身が周囲に迷惑な行動をとっていることを自覚できず、一方的に非難されていると感じ、かたくなになったのだと思われます。

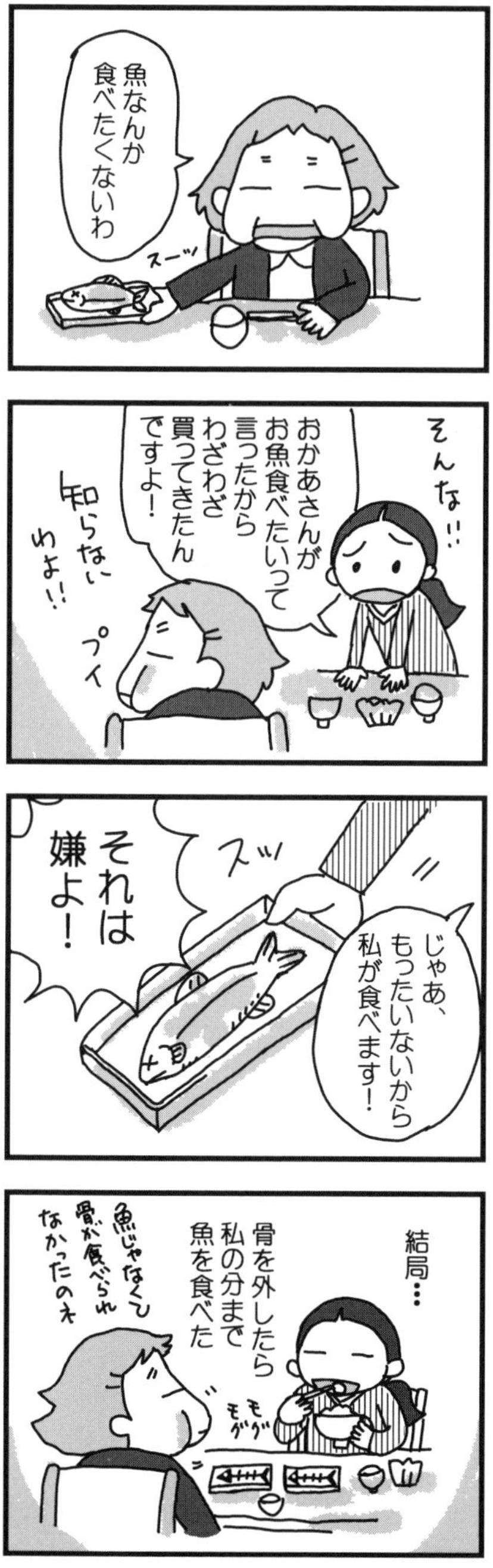

魚なんか食べたくないわ
スーッ
そんな!!
おかあさんがお魚食べたいって言ったからわざわざ買ってきたんですよ!
知らないわよ!!
プイ
ズッ
それは嫌よ!
じゃあ、もったいないから私が食べます!
結局…
骨を外したら私の分まで魚を食べた
魚じゃなくて骨が食べられなかったのネ
モグモグ

たしかに認知症だからと言って、わがままや意地悪が許されるわけではありません。ただ、認知機能の不具合が原因で、Aさんの病識が急激に低下していた可能性を考えれば、「わがままです」と一方的に裁くことが適切とは言えません。

おそらく、そうして否定され続けることで不安感や緊張が高まり、**防衛本能を刺激された結果、さらに行動がエスカレートしてしまった**のでしょう。認知症の人を助けているつもりの私たちが、逆に悪化させてしまっていたのです。

私たちは、足を骨折している人が歩くのを面倒くさがるのを見ても「ちゃんと歩いてください！」と注意したりしません。なぜなら、私たちは骨折した人の辛さや不便さを一般常識として知っているからです。

でも私たちは、認知症の人が間違った行動をしたとき、「どうしてわからないの」「何度も言わせないで」と注意してしまいがちです。それは、認知症を体験したことがなく、その辛さ・不便さを理解できないからです。

また、骨折した人が「ちゃんと歩いてください」と言われれば「骨折してるから歩けない」と反論できます。しかし、**認知症の人は病識が低下しているので、「何度も言わせ**

ないで」と責められても、何のことについて言われているのかわかりません。

一方的にプライドを傷つけられ、悲しい気持ちになるか、かたくなになって反発することしかできないのです。

私たちが「火に油を注ぐ」接し方をしてしまい、認知症の人をさらにかたくなにさせているケースは、とても多いのです。

認知症の人がすーっと穏やかになる「達人」の秘密

「いやな人」認定をされないために

こちらの接し方で、認知症の人をますますかたくなにさせていた……。それは逆に言うと、こちらが上手に接すれば、不安や緊張、混乱を増幅させることなく、心穏やかに落ち着いてもらえるということです。

実はプロの介護職員の中にも、認知症の人を怒らせやすい人がいます。一方で、「この人が対応すると、なぜかみな落ち着く」という達人もいます。本書の共著者である、藤原るかさんがまさしくそうです。

達人にコツを聞いてみると、「〝問題解決〟を急ぐと感情を逆なでしてしまう」と教えてもらいました。

言われてみれば、認知症の人を怒らせやすい職員は「早く落ち着かせよう」「間違った認識を訂正しよう」「理解させよう」「なんとかしてお風呂に連れて行こう」と、問題解決を急ぐ対応をしていることが多いように思えます。

解決を急ぐあまり、本人の不安や緊張を解きほぐすケアがなされていないのです。

では達人介護職員はどうやって、認知症の人の心を穏やかにしているのか？　そこにはどんなテクニックが？

……実は、特別なことをしているようには見えませんでした。ただ、達人と認知症の

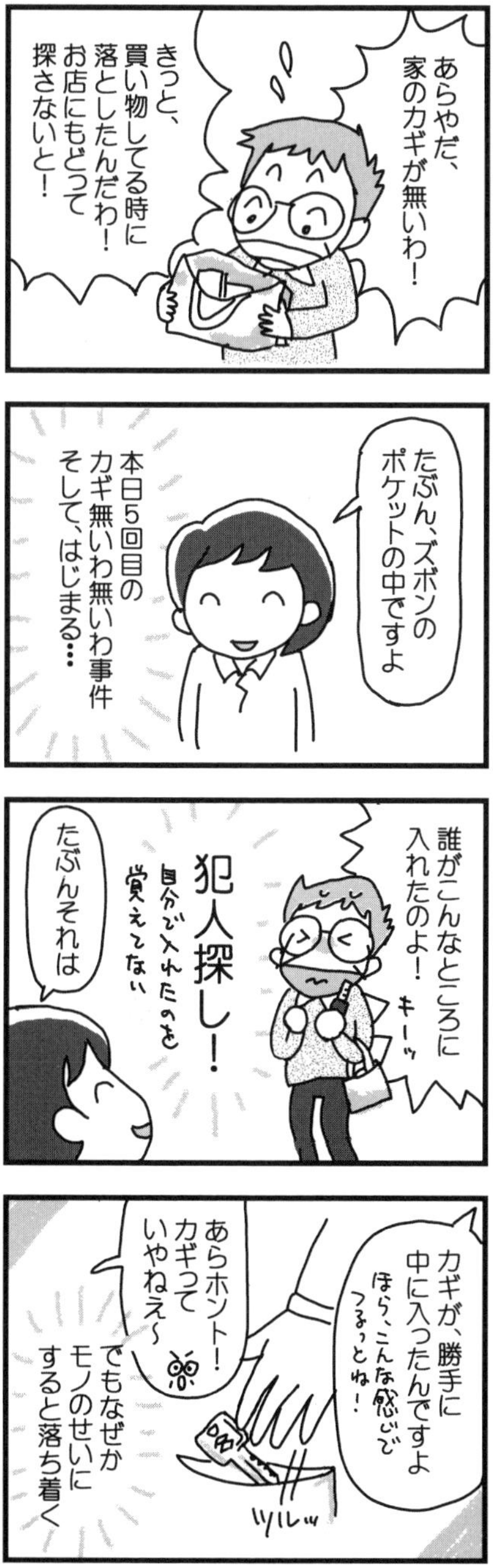
あらやだ、家のカギが無いわ！
きっと、買い物してる時に落としたんだわ！お店にもどって探さないと！
たぶん、ズボンのポケットの中ですよ
本日5回目のカギ無いわ無いわ事件そして、はじまる…
誰がこんなところに入れたのよ！
キーッ
犯人探し！
自分で入れたのを覚えてない
たぶんそれは
カギが、勝手に中に入ったんですよ
ほら、こんな感じでつるっとね！
ツルッ
あらホント！カギっていやねえ〜
でもなぜかモノのせいにすると落ち着く

人の関係性に注目してみると、どの達人も共通して「いい人」と思われていることがわかりました。
「いい人」とは、自分を否定せず、安心感を与えてくれる人。「この人はいい人だ」という印象を普段から持ってもらうことで、その職員が目の前に来ただけで、気持ちがすーっとほぐれて、穏やかになるのです。

ではどうしたら、認知症の人にとって「いい人」になれるのか。私が観察した結果、達人は下記のような「しない」ことがあるのに気づきました。

・本人に欠点を指摘しない
・否定的な態度をとらない
・求められていないのに助言やアドバイスをしない
・本人の前で悲観的な態度をとらない（もうだめ、無理など）
・議論して相手を言い負かそうとしない
・手柄を主張しない（それは私がしてあげたということを言わない）
・相手を見下ろして話さない（目線を合わせて話しかける）

これらの逆、つまり「本人に欠点を指摘する」「否定的な態度をとる」といったことをしてしまうと、認知症の人に「いやな人」という印象を与えることになります。

「否定されない」安心な空気をつくる

そして、さらに達人は次のようなことを、普段から自然としています。

・相手の気持ちに共感する
・とにかく褒める（ささいなことでもいい）
・うまくいったら、本人の手柄にする
・いつでも手助けする姿勢を見せる（手伝いましょうか・代わりましょうか・必要なときはいつでも言ってください、など）
・相手の気分を害するようなことをしたら、すぐに謝る

これらを「いい人メソッド」と呼ぶことにします。

こうした接し方を心がけ、認知症の人との関係性を築き、「いい人」とインプットされ

たら、特別なことはしなくてもあなたの存在が安心につながります。

ここで肝心なのは、**本心から「いい人」にならなくてもいい**ということです。

認知症の人と相対することは、かなり辛抱のいることです。そんなとき、相手に対して「もういい加減にして！」と負の感情を抱いていたとしても、「いい人メソッド」を淡々と実践するだけでいいのです。

そして、「いやな態度」をとってしまったら、そのときはちゃんと謝ることです。

とはいえ、たったひとりで介護している人は「いい人メソッド」を続けるのもかなりきついでしょう。だからもうひとつ大切なことは、**介護をひとりで抱えない**ことです。

身内でも、専門職の介護スタッフでもいいです。認知症の人の大変さを分かち合える仲間をつくることです。みんなで「いい人でいるのって大変ね」と笑い合えること、それが何より私たち介護者に必要なエネルギーなのです。

「こちらが穏やかでいれば、相手も穏やかになる」法則

認知症を正しく理解するとイライラが減る

私たちから見ると、認知症の人の行動には「なんでこんなことをするの」ということが多いものです。

「常識があったらしない」「おかしなこと」をする。「普通の大人」ならしないような、失礼な言動をしたり……。でも、それはいずれも、認知機能の不具合によるものです。本人に悪意はないのです。

ゴミは決まった日に出す、洋服はたたむ、夜は寝る、時間は守る、約束を忘れない、世話になったらお礼を言う、間違えたら謝る……。こうしたことを、認知症でない私たちは日々、当たり前のようにこなしています。当たり前すぎて、それができないことの想像がつきません。

けれども、決して「当たり前」ではありません。脳の認知機能が正常に働いてくれているおかげで、適切に判断・行動できているのです。**ほんの少し認知機能に不具合が生じるだけで、今まで当たり前にできていたことができなくなってしまいます。**

認知症の人は「非常識になった」わけではなく、今まで正常に働いていた認知機能が、今まで通りの働きをできなくなっただけ。本人にとってはやむを得ないふるまいなのだ――。

これがわかれば、「なんでこんなことするの」というのがなくなり、カッカせずに穏やかに接することができるのではないでしょうか。こちらが穏やかになることで、結果的に認知症の人も穏やかになり、介護もとてもスムーズになります。

認知症の人の行動にイラッときたら**「ありえない！」「いいかげんにして！」と思うかわりに、「不思議すぎる！　なんで⁇」「どの認知機能の不具合が原因なんだろう」と考えてみてください。**少し距離をおき、その行動の理由を客観的に考えてみるのです。

ここで「介護の大変さを共有する仲間」がいると、共に語り合うことで、一緒に謎解きをしているみたいになり、「ちょっとおもしろいな……」と思えてくることも珍しくありません。

「いつもご機嫌でいてくれる」ことで介護が驚くほどラクに

自分の立場を持ち上げるために他人の悪口を言うBさん

この章の最後に、ひとつ事例を紹介します。

デイサービスのご利用者Bさん（女性）の話。Bさんは若い頃から家事・子育て・親の介護に加え、畑仕事まで何でもこなしてきたスーパー主婦でした。その自信を裏づけるように、「ほかにも嫁は何人もいるのに、義母は何でも『お前がいい』って私ばっかり頼りにしてさ……」と、愚痴のような自慢話を繰り返します。

まだそれはいいのですが、少し困ってしまうのは、自分の立場を持ち上げるために他人にケチをつける悪口が多いこと。

最近新しくデイサービスに通い始めた利用者さんのことを指して、「私あの人嫌いなの。だってね……」と陰口を言い、すぐ近くにいる本人の耳に入ってもおかまいなし。家に帰っても延々と「あんな人が来るんじゃおもしろくない」と愚痴が止まらないので、家族もホトホト困っていました。

そのとき、デイサービスのスタッフが感じていたことは、こうでした。

・Bさんから愚痴や悪口ばかり聞かされて不愉快
・他の利用者さんに悪口を言いふらすことはやめてほしい
・Bさんがトラブルを起こすので、席の位置や役割分担を調整したりしているが、他の利用者さんに不利益が生じるので困っている

正直、スタッフはどうしてもBさんに好感を持てていませんでした。Bさんが愚痴を言っていると、割って入って話を止めようとしたり、悪口を言う相手を隣に座らせないようにしたり……。

結果、Bさんはポツンと座ることが多くなりました。すると、Bさんはいろいろな人に当たり散らすようになり、ますます孤立していきました。

まさに「かたくな」の状態だったと言えます。

心の奥にある不安を感じ取って

そこで、デイサービススタッフは話し合いを持ち、なぜ悪口が止まらないのか考えました。

・もともとの性格と、考え方の癖（注目されたい、誰よりもできる人でありたい）
・「記憶の不具合」があるので、話したことを忘れて何度も言ってしまう
・「感情コントロールの不具合」のために、抑制がききにくくなっている
・何度も話しているうちに、いやな記憶（感情記憶）が強化されてしまっている
・最近、調理や掃除などの「計画・段取り」がうまくできなくなってきているが、「メタ認知の不具合」によってそのミスを認められず、人のせいにしてしまう
・最近、Bさんから見て自分よりも能力の高そうな人が通ってくるようになったので、立場がおびやかされる不安や居心地の悪さを感じているのかもしれない

検討を進めているうちに、Bさんは「自分にとって代わりそうな、脅威を感じる人を追い出したい」「周囲の人に、自分こそ重要人物なんだと認めさせたい」と思っていて、

その感情を抑えられないため、悪口が止まらないのだと考えるにいたりました。

他人に弱みを見せるのが苦手なBさんの必死な気持ちに、スタッフは気づくことができました。それからは、Bさんのプライドに配慮して、他のみんなとは別格の存在と感じてもらえるように、何でも最初にお願いしたり、相談したりするようにしました。

また、意識して話しかけたり頼みごとを増やしたりすることで、Bさんの表情はやわらかくなり、周囲の利用者さんにも面倒見よく、頼りになる先輩のように助けてくれるようになりました。2ヵ月後には悪口はほとんど聞かれなくなりました。

適切な対応で落ち着いてくれたら、介護する側もうれしい

Bさんを問題視して、その行動に否定的だった私たち介護スタッフは、Bさんにとって「いやな人」でしたが、Bさんが朗らかになれるように心がけたことで、Bさんにとって「いい人」になることができました。

その結果、**心の不安と緊張が解け、Bさん自身が面倒見のよい「いい人」になれたのです。**

そして、なぜ私たち介護スタッフが「いい人」になれたかというと、Bさんの「かた

くなさ」に対して「不思議すぎる！　どうして？」と疑問を持ち、「記憶の不具合」「感情コントロールの不具合」「感情記憶の強化」「計画・段取りの不具合」「メタ認知の不具合」が不安と緊張をもたらしており、Bさん自身も苦しんでいるんだ、と理解できたからです。

私は介護の仕事を27年続けていますが、介護を受ける方に喜んでもらいたい、という動機を持ってこの業界に飛び込みました。

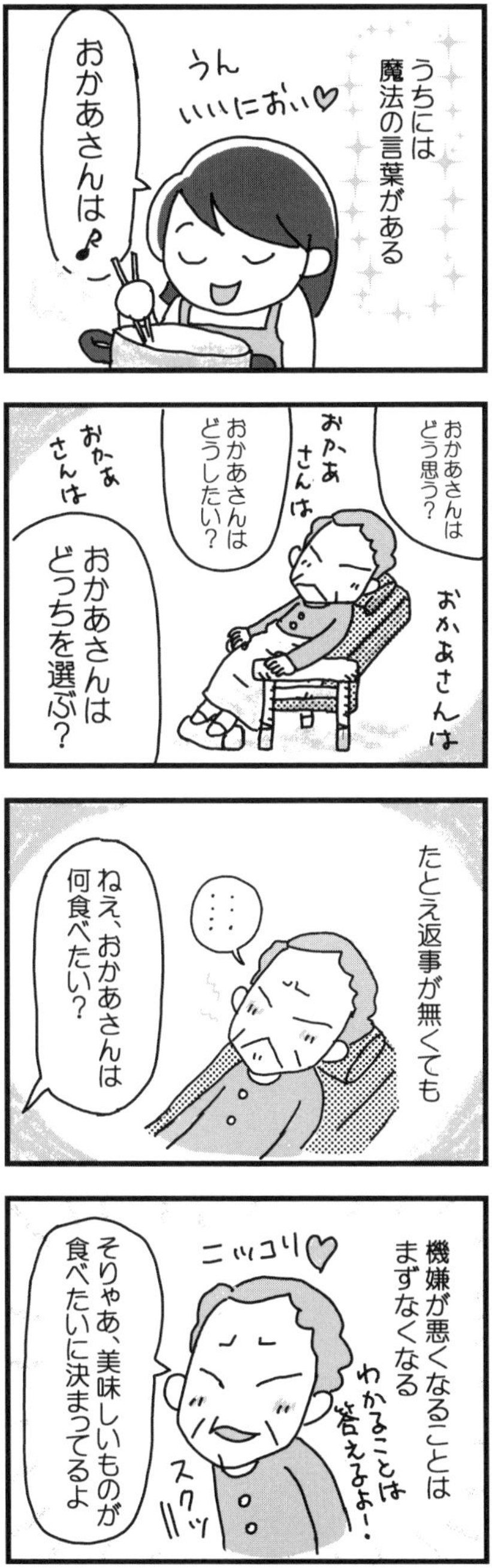

うちには魔法の言葉がある
うん いいにおい♡
おかあさんは♪
おかあさんは
おかあさんはどう思う？
おかあさんは
おかあさんはどうしたい？
おかあさんは
おかあさんはどっちを選ぶ？
たとえ返事が無くても
……
ねえ、おかあさんは何食べたい？
機嫌が悪くなることはまずなくなる
ニッコリ♡
わかることは答えるよ！
スクッ
そりゃあ、美味しいものが食べたいに決まってるよ介護の仕事は「キツイ・汚い・給料安い」の3Kなんて言われるくらいですから、苦労は多いです。でも、苦労を超えるやりがいがあるから、ここまで続けてこられました。なかでも**一番うれしいのは、相手から「喜びのサイン」をもらえた瞬間**です。「ありがとう」の言葉はもちろん、その人の笑顔や、意欲的に生活を送る姿、ゆったりとした呼吸、穏やかな寝顔、ふとしたときに握り返してくれる手の力強さ。そんなささやかな反応が、介護している側の私たちの心を満たしてくれます。

この感謝の言葉と喜びのサインが、介護家族や介護職員への何よりのご褒美なのかもしれません。

認知症介護の大切なポイントは、**認知症の人の行動を抑えよう、変えようとすることではなく、その人の心から不安と緊張を取り除き、安心と自信を与える**ことなのだということを、大原則として忘れないでください。

少々回り道に思えても、そうすることで私たちの介護は結果的にとてもラクになりますし、きっと喜びのサインを受け取ることができるはずです。

第2章

スーパー介護ヘルパー流！
認知症の人が驚くほど
穏やかになる接し方

認知症が進んでも、「その人らしさ」は残り続ける

上着を6枚も着込んでデイサービスに行こうとする理由

できないことが増え、いろいろなことを忘れてしまう……。認知症となった方を、「以前とは全然違う人になってしまった」「もう昔のお母さんはいない」と思うこともあるでしょう。

けれども、ヘルパーの実感として、どんなに認知症が進んでも、その方の「本人らしさ」は確実に残っているな、と思います。

85歳の由美さん。デイサービスに行くとなると、上着を6枚重ねて着たり、洗面所の歯ブラシで髪をとかしたりしてしまいます。デイサービスの準備をする娘さんからは、「お母さん！　何やってるの！」「そうじゃないわよ！」と叱責の嵐……。

たしかに、はた目にはおかしな行動にうつります。けれども、実はとても由美さんらしい行動なのです。

由美さんは若かりし頃、女性の管理職として時代の最先端を行った、バリバリのキャリアウーマンでした。40年間、かっこよく働き続けていました。「男性と上手くやらないといけないわよ!」と、ヘルパー相手にもテキパキと話される方です。

認知症の症状が出ていても、由美さんの生活の記憶(体感記憶)は、かっこよく社会に立ち向かわなければという思いとして、しっかり残っています。上着を着込むのも、髪をとかすのも、「さあ出かけていって、がんばらなくちゃ」という、由美さんの気合いの現れなのです。

キャリアウーマンだった人格を尊重して

こんなとき、私は娘さんとご本人の間に入って声をかけます。

「お母さんは昔の経験から、身なりを整えて会社に向かわれるおつもりなのかもしれません。時間はありますから、ゆっくり身支度しましょう」

「由美さんのキャリアウーマン時代のお話を今度、教えてください」

そんなふうに言ったりします。

認知症の症状が深まり、だんだん物事がわからなくなっても、その人自身が消えてなくなるわけではありません。**すっかり変わってしまったように見えても、お母さんはお母さんのままです。**ご家族には、そんなお母さんに誇りを持ってほしいですし、認知症の人の介護をするうえで、まず心に刻んでいただきたいと思うことです。

これまで生きてきた人生を考え、その人格を理解・尊重する姿勢が伝わると、驚くほど落ち着かれて介護がスムーズになることが多いのです。

快・不快の感覚や好き・嫌いにずっと敏感になる

何気ないひと言に要注意

認知症が進行し、記憶力や思考力など認知機能が低下していっても、ずっと残るのは、快・不快の「感覚」や好き・嫌い、楽しい、腹立たしいなどの「感情」です。というよりも、**認知機能が低下しているからこそ、「とても感じやすい」**ように思います。

とくに不快、嫌い、腹立たしいなどマイナスの感覚・感情を引き起こすことには、自分を守るために非常に敏感です。

認知症でない人なら、不快な思いをしても、「でも、きっとこういう事情があるんだろう」「仕方ないな」などと頭で考え、理性で気持ちを抑えられますが、認知症の人はそれが難しいのです。

だから私は、「認知症の人は感覚・感情で生きている」と肝に銘じてヘルパーをしています。

和枝さんは85歳。要介護1。娘さんが近くに住んで介護をしています。ある日、「すみません。この契約書にサインをお願いします」と和枝さんにお願いすると、きれいな字でご自分の名前を書かれました。すると、

「あら、お母さん、サインできるの？　自分の名前、書けないかと思った」

とご本人の前で言う娘さん。その言葉に、うつむく和枝さん……。しっかり者だと、日頃からご自慢の娘さん。その娘さんが放ったひと言を、和枝さんはどう受けとめたでしょう？　ヘルパーを前にして、返す言葉が見つからなかった様子でした。

認知症の人の自尊心を傷つけないよう、ヘルパーは自分の言葉遣いに気をつけています。**何気ないひと言が、マイナス感情を生み出してしまい、それがきっかけで食欲が落ちたり、体を動かしたくなくなったり、鬱状態を引き起こしたりすることもあります。**生活面に支障が出やすいのです。

ご家族は長年、共に暮らし、何でも言い合える関係性があります。和枝さんへの接し

方も、娘さんにとっては今まで通りの何気ないセリフ、軽口だったのかもしれません。でも、それを軽口と受けとめることが、認知症の人にはできないのです。言葉通りに受け取ってしまい、実はとても傷ついていることがあります。

何気ない言葉こそ要注意。**認知症の人は、私たちの話すことを実によく聞いているのです。**

心の状態には「日内変動」があるもの

朝は穏やかでも夕方は怒りっぽく

英夫さん88歳、要介護2。同じ町内に60代の息子さんご夫婦（共働き）がお住まいで、仕事のない土日はご夫婦でお父さんの暮らしを見守っていらっしゃいます。

介護者がお2人いることから、比較的介護負担が分担できるお宅です。お2人で担当を決めていらっしゃるご様子は、会話からもわかりました。

それは「午前中は比較的、調子がいい」「夕方はいつもうなだれていて『俺は用なしだ！』などと口走っている」といった話題が上がるからです。その日、そのときで様子の違ったお父様の状況を話されています。

認知症の人の精神状況には、「日内変動」があるものです。朝は落ち着かれて笑顔があり、穏やかに過ごされていても、夕方は不安な様子で怒りっぽくなったりします。

血圧等の体調に連動して感情もゆれ動きます。健康な人でも、気候や気圧の変化に体調が影響を受けやすいものです。**認知機能の低下とともに、体内の調整力も落ちてくると、ますます周囲の環境の影響を受けやすくなります。**

朝は〇〇な様子、夕方は××と決まったパターンが出る方もいらっしゃいますが、トイレの後や来客があった後等、ちょっとした環境の変化で現れることもあります。

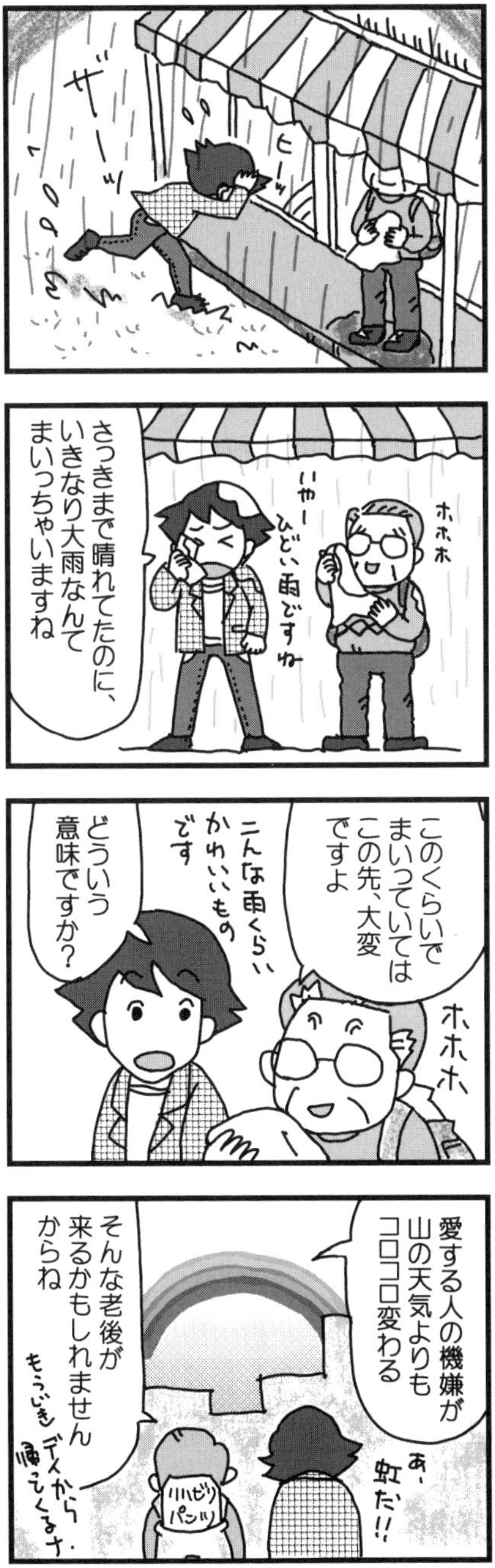

ザーッ
ヒーッ
ホホホ
いやー ひどい雨ですね
さっきまで晴れてたのに、いきなり大雨なんてまいっちゃいますね
ホホホ
このくらいでまいっていてはこの先、大変ですよ
こんな雨くらいかわいいものです
どういう意味ですか？
あ、虹だ!!
愛する人の機嫌が山の天気よりもコロコロ変わる
そんな老後が来るかもしれませんからね
もうじきデイから帰ってくるす・
リハビリパンツ

認知症の人の「かたくなさ」は、日内変動が原因であることも多いものです。「日内変動があるものだ」と頭に置いておけば、機嫌の悪いときがあっても振り回されず、「夕方だから調子が悪いのかも」と穏やかに接することができるのではないかと思います。

そして、どんな変動があるか、見守ってください。見守りの結果、「やっぱり夕方が機嫌が悪くなりがち」といった傾向がわかれば、とくに夕方は意識してゆったり接するなど、対策がとれるようになります。

「触れる」ことで安心空間がつくられる

目が合ったとき微笑むのも大切

スキンシップは日本人が一番苦手な領域かもしれません。

最近は、気軽に異性の肩にでも触れたら「セクハラ」と言われかねないご時世です。スキンシップが重要などと書くと、気持ちが萎縮するかもしれません。

まして、親に抱きしめられた子ども時代はあっても、大人になって親に触れたり、抱きしめたりという機会は日本の文化ではありません。まさに、介護以外ではなかなか考えられないことです。

スキンシップとは、直接触れることだけではありません。**顔の表情、「笑顔」も大きなスキンシップです。**ご本人が認知症の症状に気づき、物忘れを不安に思われている時期に、ご家族から向けられる笑顔は不安を拭い、安定した気持ちにつながります。

笑顔で朝、「おはよう」と穏やかに声をかけることで、「今日はどんな日なのか」と朝起きたときから自分を失い、「なんだかわからない」と嘆く親御さんを、落ち着かせることができるでしょう。

また、目が合ったとき、にっこりするのもポイントです。これは実は、介護職にとっても、とても重要な「安心空間」をつくり出すテクニックです。「ここは安心な場所だ」と感じてもらえると、介護がとてもスムーズになります。**認知症の人は、私たちが思う以上に、人の表情をよく見ています。**

そして、さらに「触れる」ことで、皮膚感覚を通じて安心を届けます。

天気や睡眠の話題から、「寒くなかった？」「暑かったけれど、大丈夫だった？」「よく眠れた？」などと手を取って、ゆっくりとさすったり。

「お医者さんから血圧を毎日、測ってと言われたのよ」と血圧計を使いながら、「ゆっくり、深呼吸をしてね」と肩に触れたり。**できるだけ自然な、手や肩のボディタッチ**に、介護者側も慣れていくといいでしょう。

びっくりさせないよう、必ず声をかけながら

その際、必ず声をかけながらが大切です。

老化により、耳や目からの情報が入りにくくなり、「人が近くにいる」との認識も薄れる場合があります。四六時中、我が身を守ろうと緊張されている状態と考えるといいでしょう。

急に触れられたり、音を聞くと、心臓が止まるほどビックリされることにもなり、不

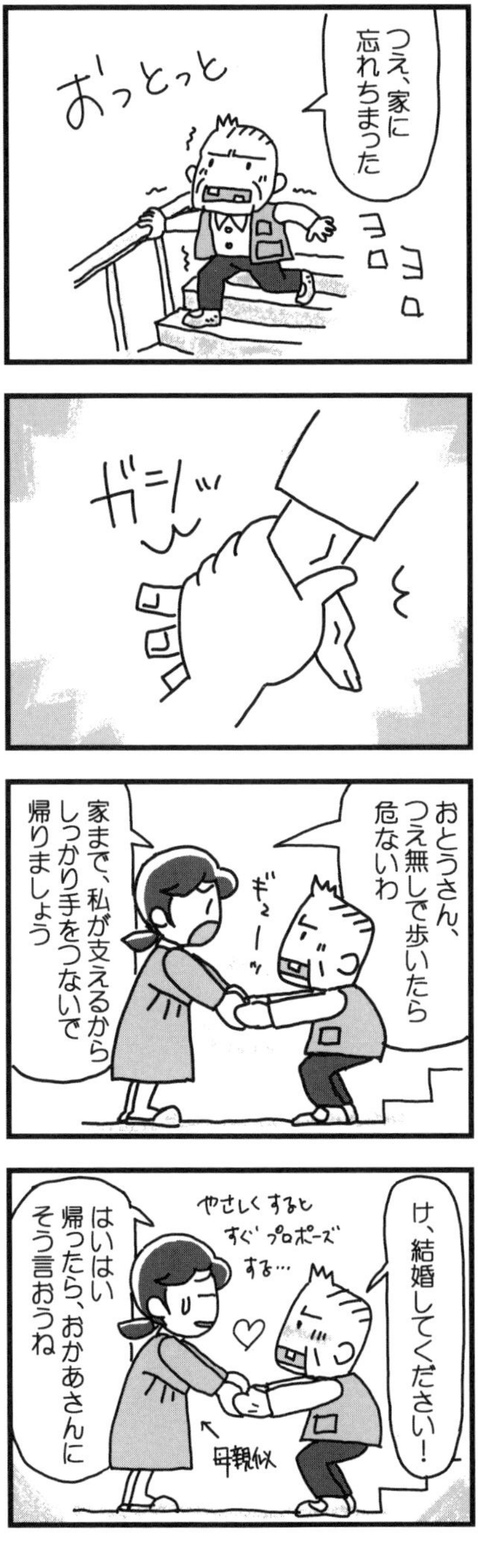

つえ、家に忘れちまった
おっとっと
ヨロヨロ
ガシッ
おとうさん、つえ無しで歩いたら危ないわ
ギューーッ
家まで、私が支えるからしっかり手をつないで帰りましょう
け、結婚してください！
やさしくするとすぐプロポーズする…
はいはい帰ったら、おかあさんにそう言おうね
母親似

安感につながりかねません。

ですから、「私はいつもここにいるよ～」というオーラを伝えることです。

動作に加え、音が出るときは「カーテンを開けるからね」とひと声かけると同時に、笑顔でアイコンタクトを取り、「大丈夫（安心）だからね」と表現するのが、認知症の人へのスキンシップと考えるといいでしょう。

昔のことを今のように話しても、決して否定しない

認知症の人は自分の世界で生きている

「今朝ねえ、いくら待っても電話がかかってこなかったんだ！」

そうしゃべり出す静雄さんは88歳。

デイサービスからのお迎えの電話のことを言われているようですが、ヘルパーの来る日はデイサービスはお休みですから、曜日の理解が追いついていないご様子でした。

それでも、「待っていたのですね～」とご本人の「待っていた」気持ちを最優先させて（大切にして）、「朝早くから、大変でしたね」と、そのときの様子などを時間が許す限り伺います。

「何時頃から待っていらしたのですか？」と伺うと、「最近は朝から相撲の番組があって、その頃からだ」とおっしゃいます。大相撲の再放送は早朝3時くらいからですから、逆

に驚かされました。

実はヘルパーの訪問時間は45～60分と大変短く、「話を伺う」というケアもプランとして認められていない、貧しい介護保険です。

それでも、話を伺うことは欠かせません。**5分でも耳を傾けることで、すーっと気持ちが落ち着かれます。**


薫さんは、ベッド上の生活になってもう長いのですが、「何十キロも歩いた」という話をされたことがありました。起き上がらんばかりに、足をエクササイズのように上に持ち上げ、グルグルと回されます。

「何をしに、そんな遠くまで行かれたのですか？」と伺うと、野菜を担いで行商に回られていたとのこと。両足が重度の膝関節症になられている原因を理解する、きっかけにもなりました。


ご家族ですと、そんな話に付き合っていられないとばかり、「それは違うでしょ！」と話を止め、今日の予定は……等と言ってしまいがちです。けれども、認知症の人は、今を自分の世界で生きていらっしゃいます。「遠い記憶にある世界や時間」が、あたかもつい最近のことのように出てきます。

それを否定することなく受けとめることに、周囲が慣れていくのが大切だと思います。

私は**「その方の世界にお邪魔する感覚で」**と表現しています。時系列がおかしかろうと、「話を合わせる」ということです。

ゆったりした気持ちで否定しないことで、ご本人の「ここにいる、安心感」が深まり、コミュニケーションをとることにつながります。

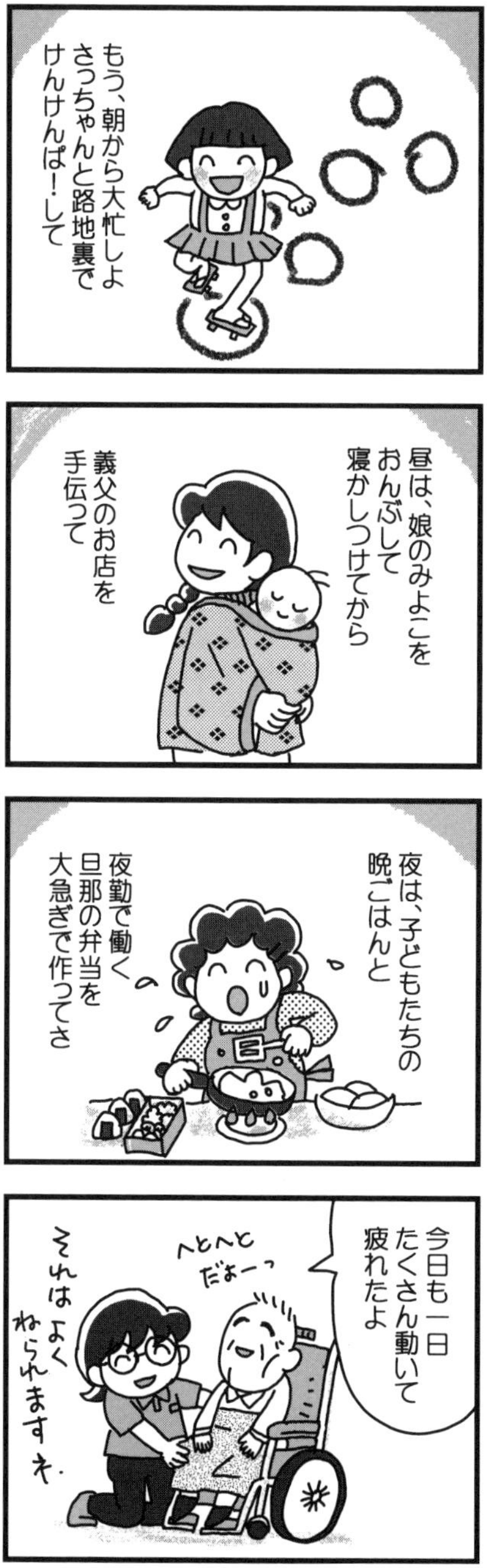

もう、朝から大忙しよ
さっちゃんと路地裏で
けんけんぱ！して
昼は、娘のみよこを
おんぶして
寝かしつけてから
義父のお店を
手伝って
夜は、子どもたちの
晩ごはんと
夜勤で働く
旦那の弁当を
大急ぎで作ってさ
今日も一日
たくさん動いて
疲れたよ
へとへと
だよーっ
それはよく
ねられますそ.

不穏な様子のときは、さっと一歩引く

玄関先でのヘルパーへの介護拒否

92歳のみどりさんは要介護1。ひとり暮らしのお宅に訪問してチャイムを鳴らしたとたん、「あなたを頼んだ覚えはない！　帰って！」。玄関の戸を開けてくれません。

隣に住む娘さんにも、その剣幕が届いたようで出ていらっしゃり、甲高い声で、

「お母さん！　何言ってるの！　今朝、話したでしょう！　今日からヘルパーさんに掃除とお昼の準備を頼むって！　お風呂掃除は底が届かないと言っていたじゃないの！　私はもう仕事に出かけないといけないから、ここを開けて！　寒い中、来ていただいているのよ！　鍵、開けますよ！」

と、ガラス戸を叩きながら、みどりさんに負けない勢いで、たたみかけるように話されました。

「勝手に頼んだのはあなたでしょう！　帰ってもらって！」

ガラス戸越しに透けて見えるみどりさんの姿は、戸を押さえ込んでいるご様子。鍵を開けても今は、入室は無理ではないかと思いました。

認知症の人の、ヘルパーに対する「介護拒否」。最初からここまで拒否される事態は、数は少ないものの、時々あります（玄関先で他人を家に入れないみどりさんの不安は、都心部では隣人との交流も玄関口という日本文化から来る、一般的なハードルの高さのように思うこともありますが）。

今回は、私が訪問する前から、娘さんと同じようなやり取りがあったのではないかと想像できる状況でした。ご家族がサービス利用をあきらめないでくださることを願いながら、できるだけゆっくり、穏やかな声で、

「みどりさん、驚かせてごめんなさいね。また、まいりますね」

とお詫びして、その場を離れようとしました。

すると、不思議なことにガラス戸が開き、みどりさんは娘さんに向かって「早く、仕事に行きなさいよ！」と言い放ちました。そして、私の顔をじっと見て、家に招き入れてくれました。

「こちらが穏やかになれば穏やかになる」を実践

特別な声かけではなかったのですが、「こちらが穏やかになれば穏やかになる」という、認知症ケアの鉄則が受け入れられたようです。

親子であることからついつい、「前から話している」「さっきも言った」とイライラした状況が伝染してしまったのでしょう。

認知症の症状を持って生きる方は、人の感情に敏感です。私が先の訪問先での出来事を引きずっていると、「何怒っているの?」と指摘されることも。**心の状態は鏡のようにうつりやすい**ものです。「穏やかに」と、気持ちの切り替えが大切です。

認知症の人は、今日は何日か？　ここはどこだ?と、自分が自分でないと思うほど、不安や緊張の中で生きており、こちらの態度にとても敏感です。ゆったり余裕をもって接することで、気持ちが落ち着き、不穏な言動も減ることにつながります。

せずにはいられない「儀式」を止めると混乱が始まる

帰宅するなり「コンロの五徳をそろえる」

92歳の悟さん、要介護1。デイサービスから帰宅すると、必ずご自身の中にある手順を、目に入ったところから実行されます。

それは**長年、暮らしの中で積み重ねられてきた行為の数々**です。けれども、傍で見守っている息子さんは、悟さんの取り組みが終わるのを待ちきれず、「よけいなことはしなくていいから」と先回りをして叱責が出る事態になります。

毎回、時間を測っているわけではないですが、数分もかからないことばかりです。悟さん**ご本人にとってはどれも、「今、必要なこと」**なのです。

たとえば、玄関の上がり框から、手すりを使って部屋に入ると目に入る、右手のガスコンロの「五徳をそろえる」ことを、手を洗う前に始めてしまいます。すると息子さんから、「おやじ、手を洗って来て！」と言われ、手を止めることに。付き添う私は消毒液を準備して、「悟さん両手を出して」と追っかけ、声をかけます。

次は、ポストから回収した「手紙類を分別」して、息子さんの分は2階に上がる階段にそろえて載せます。次に、毎日通っているデイサービスに持参する「薬を準備」……といった手順です。

あるときは、デイから持ち帰ったチラシの裏紙をメモ用紙にするために、きれいに折ってノート状にしようとつくり始めます。すでにメモ用紙は机の引き出しいっぱいになっていますから、息子さんがおっしゃるように「必要のない」ことなのはわかります。

こういった、次々と繰り返される行為を見守り続けるのは、骨の折れることだと思います。しかし、悟さんにとっては、ひとつひとつに意味のあることです。

物資不足だった戦中の記憶が今に続いていたり、ご自身の「忘れているのではないか？」という混乱に対し、「しっかりしないと」とか「物事は必ず整理して」と口癖のように言う悟さんの、生き方の現れなのです。

この行為を先回りして止めよう、ブロックしようとすると、とたんに混乱が始まります。悟さんの場合は、トイレに繰り返し通い始めたり、外に出てこようとされたりといった事態になります。

しっかり者のお父さんに育てられた息子さんにとっては、とても難しいことですが、**ゆったりかまえて「先回りしない」**ことで、悟さんの獲得してきた自分らしい暮らしを一緒に守ってほしいものだと思うのです。

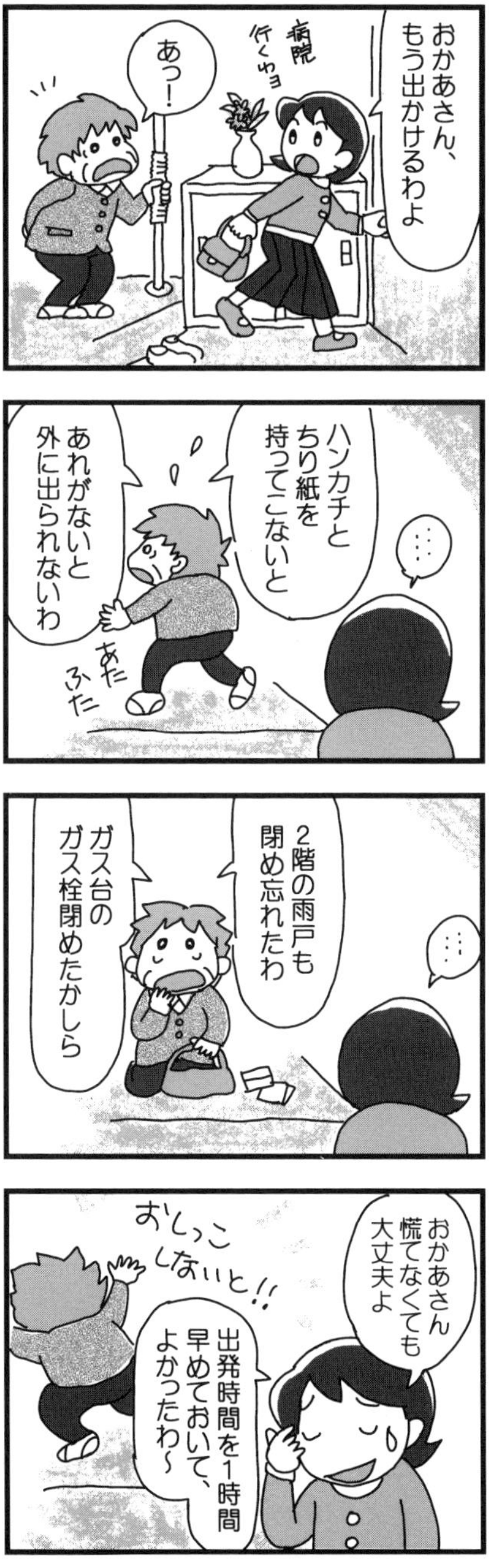
おかあさん、もう出かけるわよ
病院行くわヨ
あっ!
ハンカチとちり紙を持ってこないと
……
あれがないと外に出られないわ
あたふた
2階の雨戸も閉め忘れたわ
……
ガス台のガス栓閉めたかしら
おかあさん慌てなくても大丈夫よ
おしっこしないと!!
出発時間を1時間早めておいて、よかったわ~

嫌がることは無理強いせず、「別の形の提案」にする

「着替えたくない」に「おしゃれして出かけましょう」

萩さん90歳、要介護2。ひとり暮らしを続けています。ご家族は、訪ねていくたびに好んで同じ服を着ているお母さんの対応に苦慮していました。

季節に合った服をすすめてみても、「これが好きだから」と、夏場に冬服を出して着ています。苛立つ娘さんはある日、タンスの中身の入れ替えを強引に進め、タンスに大きな字で「下着」「上着」と書きました。

状況が呑み込めない萩さんは猛然と怒り出し、「何するの！」と、今までなかったような大声を上げ、障子を足で蹴破るほどだったそうです。

それもそのはず、萩さんは若いときから「町内一のおしゃれさん」と噂されるほど、ファッションにこだわりのある人だったそう。着るものへのこだわりが強く出ていまし

郵 便 は が き

(切手をお貼り下さい)

170-0013

(受取人)

東京都豊島区東池袋3-9-7
東池袋織本ビル4F
㈱すばる舎 行

この度は、本書をお買い上げいただきまして誠にありがとうございました。お手数ですが、今後の出版の参考のために各項目にご記入のうえ、弊社までご返送ください。

お名前《ふりがな》	男・女	才
ご住所 〒		
ご職業	E-mail	
今後、新刊に関する情報、新企画へのアンケート、セミナー等のご案内を郵送またはEメールでお送りさせていただいてもよろしいでしょうか？ □はい □いいえ		

ご返送いただいた方の中から抽選で毎月３名様に
3,000円分の図書カードをプレゼントさせていただきます。

当選の発表はプレゼントの発送をもって代えさせていただきます。
※ご記入いただいた個人情報はプレゼントの発送以外に利用することはありません。
※本書へのご意見・ご感想に関しては、匿名にて広告等の文面に掲載させていただくことがございます。

◎タイトル：

◎書店名（ネット書店名）：

◎本書へのご意見・ご感想をお聞かせください。

ご協力ありがとうございました。

た。

この事件があってから、私が衣類のある部屋に向かうときは、「何しに行くの？」と語気が強まったり、外気温が高くなって着替えをすすめても、「ほうっておいて」とそっけない返事が返ってくるようになってしまいました。

嫌がることは無理強いしない、というのは鉄則です。そうはいっても、衣類の調整ができないだけでなく、「クーラーは嫌い」「扇風機もいらない」とすぐに止めてしまう萩さん。熱中症の心配も出る時期になると、対策は講じなければなりません。

萩さんの場合は、デイサービスや病院等に行くことをきっかけに、「着替える」を「おしゃれして、出かけましょう！」に切り替えたことで、季節に合わせた着替えがスムーズになりました。

出かける前日から一緒に、「明日はどの洋服を着ていくのですか？」と何着か出して、選んでいただきます。**外出の直前ではないのがポイント**です。時間のあるときに、ゆっくり対応することで、ご本人の満足につなげていくことが大切です。

謝ることでスムーズにいく場合も多い

そうはいっても、時間が差し迫ってしまうときもあります。その場合、私はまず謝りまくります。

「ごめんなさい、こちらが気が回らなくて、出かけることを伝え忘れてしまっていました」と何度も謝ったうえで、**「手伝ってくれませんか？」とその気にさせる**と、面倒見の良い萩さんはすぐに椅子から立ち上がり、腕まくりを始めます。

「上着を着替えてくださいね～」と、タイミングよくパッパッと渡していくと、次々に着替えるペースが出てきますので安心です。

「ごめんなさい」と謝られて、許さないと怒り出す方はなかなかいないものです。謝ることで物事がスムーズにいくことは、とても多いのです。

また、「手伝って」の先は、こちら側が手伝いの手をあけられない理由も準備しておくと、なおわかりやすいです。「こちらで○○を探しているから、お母さん、着替えていてね～」といった感じでしょうか？

「わかった」を鵜呑みにせず、「思い出せる」方法を考える

今日の予定を3つメモにして壁に貼る

和幸さんは毎朝、今日のスケジュールを3つ丁寧にメモに書いて、お母さんの由紀子さんと一緒にメモを読み上げながら、壁に貼っています。毎日のことで、忙しい出勤前に続けていらっしゃるのは、ヘルパーも頭が下がります。

メモには「6月5日。午前11時にヘルパーさんが来てお昼ごはん。午後3時に病院に和幸と行く。夕方6時に和幸宅に夕飯を食べに来る。」といった内容です。太いマジックで丁寧に書かれています。

85歳の由紀子さんは要介護1。かつて由紀子さんの面倒は、ご主人が家事一切を含め、みられていました。しかし、ご主人は2年前に病死。その後、夏の猛暑に熱中症で緊急

入院となり、退院後ヘルパーの訪問が始まりました。

訪問当初は「今日は何曜日?」「何があったかしら?」と、午前中の訪問から1日のスケジュールを気にされていました。

月間カレンダーで日にちを消すことや、ヘルパーの記録記入時に「何日と何曜日」を一緒に確認するなど、少しずつ工夫を重ねました。その結果、今では由紀子さんから「今日は何月何日ね」と、すらすらとおっしゃる日も出てきています。

水分や食事をバランスよくとられ、体重が1年で5kg増えたことも影響していると思います。

そして、冒頭のように、息子の和幸さんがメモに書くことで、今日のスケジュールをご自身で把握できるようになりました。

習慣的に言葉を発しているだけのことも

こうしたやり取りになる以前、和幸さんが出かけるときにスケジュールを伝えると、

「わかったから、気をつけて行ってらっしゃい」

と由紀子さんが返事をするので、スケジュールはわかっていると思っていたそうです。

しかし、職場に電話がかかってくるようになりました。初めのうちは「親父が死んだ

ばかりだから不安なんだろう」と対応していましたが、だんだん回数が増えるように。そうして、和幸さんが理解したのは、**母の「わかったから」という言葉はその瞬間で消えていくこと。母は「今」を生きているのだ、**ということでした。

そこで、メモを書くようになりましたが、メモを置いておくだけだと、大事なものとして2つに折ってポケットに大切にしまい込んでしまったり、本などの間に挟み込んでしまったりして、やっぱり電話がかかってきたそうです。

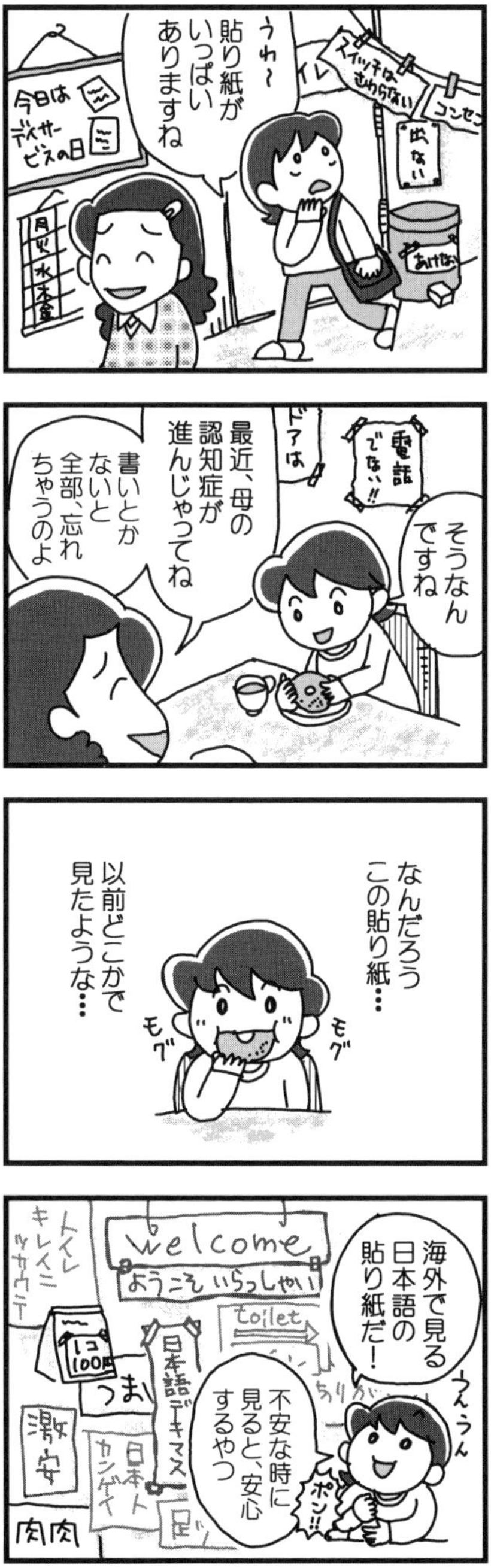

うわ～ 貼り紙が いっぱい ありますね
今日は デイサービスの日
出ない
あけない
そうなん ですね
最近、母の 認知症が 進んじゃってね
書いとか ないと 全部、忘れ ちゃうのよ
電話 でない!!
ドアは
なんだろう この貼り紙…
以前どこかで 見たような…
モグ モグ
海外で見る 日本語の 貼り紙だ!
うんうん
不安な時に 見ると、安心 するやつ
ポン!!
welcome
ようこそ いらっしゃい
toilet
日本語デキマス
激安
肉肉

「大切なものですから、しまい込むのは当たり前のことですね」と、私はアドバイスさせていただき、メモを壁に貼りつける工夫にたどり着きました。

人は、会話や文字という手段でコミュニケーション社会をつくってきた動物なので、言葉については認知症が比較的重度になっても、しっかり残っています。だからこそ、**使い慣れた言葉が言葉通りの意味で使われているとは限らない**、ということです。

認知症の人が「わかった」と言っても、習慣的に言葉を発しているだけということも。**本当に理解できているかどうか、しっかり確認し、丁寧に説明することが大切**だと思います。

困った行動も「できること探し」の視点で見てみる

頻繁なスーパー通いも「外出できる」「支払いができる」

「こんなこともできなくなった」と、ぽそっとヘルパーに話される、いちいさんは86歳。要介護1。週に2回のヘルパー訪問とデイサービスを使われています。

「あっという間に86歳になった。こんなに長く生きるつもりはなかった」と、繰り返し話されます。

隣に昔なじみのスーパーがあり、気軽に食材を買いに出かけられることから、冷蔵庫には同じ食材があっという間に一杯になります。

隣町に住む娘の百合子さんは、忙しい仕事の合間を縫って、いちいさんの様子を見に立ち寄り、介護されています。その都度、冷蔵庫をのぞいて「また、同じものを買って！」「いくら言ってもわからない！」「食べきれないでしょう！」と、矢継ぎ早にお母さんを叱りつけるように、声が大きくなるところをたびたび目撃しました。

私はケアマネさんに相談をかけ、間に入り、別の場所で百合子さんとお話しさせていただきました。

いちいさんは認知症の症状から、冷蔵庫の中身を覚えていることができず、ご本人いわく「卵や牛乳はないと困る」という理由で、購入されていること。

いちいさんは片親だったことから、苦労して子育てをされ、当時の記憶が戻ってきて「大事な物を買っておかなければ」と、買い物にいくたびに購入してしまうこと等をお伝えしました。必死で生活されていた頃の記憶が、定着しているわけです。

認知症当事者の方にとって、間違いや失敗を強い口調で責めるように指摘されるのは、大きな打撃になります。「長く生きすぎた」とご自分の人生まで否定するようになり、食事がとれない、気力がなくなる等、うつ症状が現れることにもなりかねません。

認知症の症状を悪化させないためにも、注意や指摘が必要と思ったとき、まずは一呼吸おいて（深呼吸をして）みてください。そして、その原因を相手の立場で考え、解決する方法を提案することです。

いちいさんの場合は、なじみのお店だったこともあり、お店の方に状況をお伝えして「購入する日は明日よ」「昨日、買っていったみたい」と声をかけていただくことになりました。

百合子さんには、お母さんのことを「外に出かけられる」「買い物ができる＝支払いができる」など、「できること探し」の側面から見るようにし、**「できない」「覚えられない」と否定的な注意や叱り方をやめてみる**と、決めていただきました。

それから数ヵ月で、いちいさんの様子はどんどん変化していきました。最近では私の訪問時、「長く生きすぎた」と言われることがめっきり減り、笑顔が増えています。

「また始まった…」な話を上手に切り上げる方法

ご機嫌な話なら、違う話題に変えれば気もそれる

ご家族やお連れ合いが、認知症の人の繰り返しのお話を聞き続けることは、気の遠くなるような粘り強さが求められます。ヘルパーからするとリスペクトの対象です。

私たちヘルパーの対応は短い訪問時間だけです。そんな立場からすると、逃げるに逃げられないご家族に偉そうなことは言えないと、いつも思っています。ですから、ご家族が「また、始まった」と思われるのは当然だと思っています。

それにしても、一言一句、迷われることなくスラスラとお話しされ、毎回、語られる物語に違いがないのには、驚くと同時に感嘆します。「忘れる」脳の病気のはずが、これは一体どうしたことだろうと思うのです。昔の記憶（長期記憶）は残るということで説明されていますが……。

同じ話でもご本人がご機嫌で繰り返すお話なら、「すごいね〜」「楽しかったのね〜」**といったんは受けとめ、あとは適当な頃合いで切り上げてしまっても大丈夫**です。

「さて、そろそろ○○手伝ってくれる？」とか「あら、大変もうこんな時間」と言いながら、「2階に洗濯物を干してくるから、待っていてくれる？」等、できるだけ具体的にイメージできる提案を持ちかけるといいでしょう。

食事中でしたら、「みそ汁の味はどう？」など、答えやすい話に切り替えます。そうすると、関心がそちらに向き、話題も変わっていきます。

マイナスな話のときは「ごめんね、もう○○しないと」

しかし、マイナスな話の場合は、なかなかタイミングを計ることが難しく、**下手な切り上げ方をすると、「ないがしろにされている」とか「話してもわかってもらえない」といった感情から、不信感やうつ症状につながる危険性**があります。

この際には、「大変だったのね」「今は○○だから大丈夫よ」と、まずは相手のつらい気持ちをねぎらう言葉をかけます。そして、相手に許可を取るような気持ちで、「申し訳ないんだけど、○○に行かないと」とか「ごめんね、○○しないといけないのよ」と、やはり具体的なことをあげて話を切り替えてみると、角が立たないようです。

先にも書きましたが、「謝る」「申し訳ないという気持ちを表現する」のは、かたくなな認知症の人への対応に、とても重要なポイントです。そのひと言で、気持ちがすっとおさまるのです。

相手の話の腰を折らずに、話を合わせながら聞き続けること(相手が物語の主人公として会話し続けること)は、認知症進行の予防効果が何十倍にもなるという、研究結果があるそうです。

時間が許すなら、じっくりお話を聞くのは本来、認知症ケアの大切な柱ではないかと思っています。

「その場限りの嘘」で説得しようとしない

「忘れ物をしたから家に帰りましょう」

キミさん87歳は、要介護2。白衣を着た人が大嫌いで、玄関で両手を上げて仁王立ちになり、ドクターやナースを追い返してしまうという強者でした。

ヘルパーの訪問は夕方に、と決まったプランでした。それは、夕方に外に出てしまって、家に帰れないことが多いため。夕食を一緒につくり、食べていただくという内容でした。

20代の新人ヘルパーはキミさんの夕食づくりに苦戦しましたが、毎回、外出しようとすることに付き合いながら、理由を聞き出しました。キミさんは、ご主人の生前には駅まで迎えに出かける毎日を過ごされていたことがわかりました。

新人ヘルパーさんは思いきって、出かけようとするキミさんに、「仏壇の中にご主人はいますから、迎えに行かれなくて大丈夫ですよ」と話してみたそうです。キミさんは、初めは不思議そうにヘルパーの顔と、ご主人の名前が刻まれた位牌をジィーッと見つめていましたが、「そうだった、主人は亡くなっていたんだ」とその日は納得され、落ち着いて夕食づくりを一緒にして、食事を召し上がられたと報告がありました。

先輩ヘルパーさんたちは、キミさんが外に出かけるのはいつものことという前提で、「いかに気をそらせるか?」を考えていました。

一緒に外には出るものの、「家に忘れ物をしたので帰りましょう」と言ったり。あるいは、「少し疲れたから休みましょう」と休憩し、気分が変わった頃合いで「だいぶ歩いたから帰りましょうか?」と言ったり……。もちろん善意の嘘ではあるのですが、だますような形で支援を進めがちでした。

この対応は、そのときにはたしかに気が済んではいるのですが、ご主人思いから出た行動であり、亡くなっている事実に向き合わないことから、なんだか不安……という認知症の症状がやわらがず、繰り返しの外出になっていたようです。

認知症の症状の進行やご本人の理解、介護する人との関係性なども関わりますから、毎回仏壇の話をして落ち着かれるとは限りません。けれども、外に出る前に「大丈夫ですよ」という話をすることで、キミさんの理解が進み、最近では夕方の調理を楽しみにされているそうです。

思いに寄り添い、本当は何を求めているか聞き出す

豊さん87歳、要介護1。デイサービスの日を忘れて出かけてしまい、朝不在になるこ

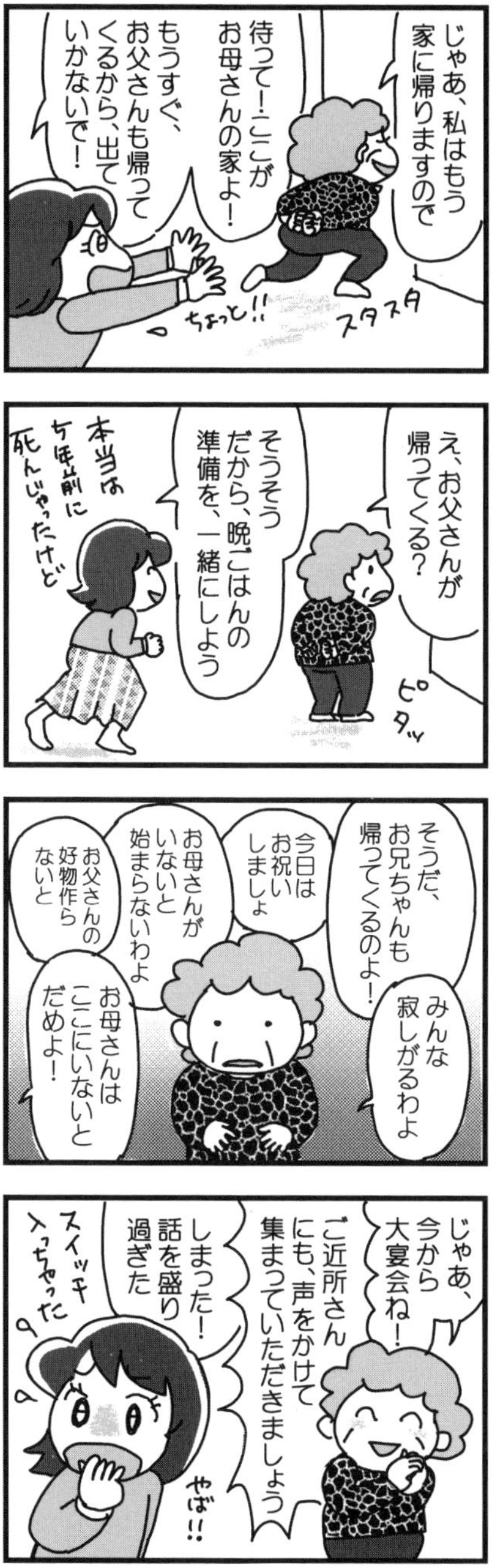

じゃあ、私はもう家に帰りますので
待って！ここがお母さんの家よ！
もうすぐ、お父さんも帰ってくるから、出ていかないで！
スタスタ
ちょっと!!
え、お父さんが帰ってくる？
そうそうだから、晩ごはんの準備を、一緒にしよう
本当は5年前に死んじゃったけど
ピタッ
そうだ、お兄ちゃんも帰ってくるのよ！
今日はお祝いしましょ
お母さんがいないと始まらないわよ
お父さんの好物作らないと
みんな寂しがるわよ
お母さんはここにいないとだめよ！
じゃあ、今から大宴会ね！
ご近所さんにも、声をかけて集まっていただきましょう
しまった！話を盛り過ぎた
スイッチ入っちゃった
やば!!

とが多くなりました。そこで、ヘルパーのデイ送り出しプランを導入することに。説明に伺ったケアマネさんが「娘さんの許可はとったから」と話すと、
「先に娘の許可をとって、本人をないがしろにしておかしくはないのか！」
と怒り出したそうです。

豊さんはコロナ予防接種にＰＣ予約が必要だと病院の窓口で言われたときに、「私は87歳。パソコンなんて使えないことがわからないのか！」と苦情を言ったと、ヘルパーに自慢話のように話されることも。窓口の方はお気の毒ですが、たしかに豊さんのおっしゃることにも一理あると思うのです。

相手の方の思いに寄り添って、ご本人が何を求めているのか、きちんと聞き取るようにして話をしてみることが大切だと思っています。**認知症であろうと、人間として自立された、プライドをお持ちの一個人であることを忘れないようにと思っています。**

心配になるような情報は入れない

娘の「病院に行った」話が心配で何度も電話をかける

時間や曜日などが不案内になった和子さん。85歳、要介護2。

普段は朝に洗濯を済ませ、お庭の手入れをしながらゆっくり1日を過ごされていますが、その日は何度も「娘に電話をかけて聞いてみないと」とヘルパーに話します。

娘さんに伺うと、今朝、和子さんに電話をされ、「昨日病院に行って、血圧が高いから薬をもらって、定期通院が必要だと言われた」と話をしたのだそうです。

和子さんは心配性な性分も手伝って、「病院」だけが記憶に残ったご様子で、「娘は大丈夫かしら？」と繰り返しの問いとなり、その後も娘さんに何度も「大丈夫なの？」と電話が入るようになったそうです。

「重い病気ではないから大丈夫だ」と応じても、まったく頭に入らず、「病院」だけが頭に残った状態がつくられてしまいました。

ムダに心配させるようなことを言わないように、心がけたいものです。

また、あるときは訪問すると、チャイムを鳴らしたとたん、「ヘルパーさん、来てくれてよかった！　見つからなくって困っているの」と、鍵を開けるのもそこそこに訴えられます。聞くと、先ほど娘さんから電話があり、「今日は病院へ行く日だと言われた」とのこと。

ヘルパーの訪問プランは、お昼のメニューを考えて一緒につくることです。メニューを聞き、昼ごはんの準備を始めましたが、和子さんは心ここにあらずのご様子。「通院」へ向けて、健康保険証や診察券等を探し始めます。「見つからない！」とおっしゃっていたのはこのことだったのか、とあらためてわかった次第です。

前もって予定を伝えたのが混乱のもとに

介護保険上のケアプランは厳密で、通院準備や送り出し等のプランが立てられていない限り、本来なら一緒に準備をすることはできないのです。

しかし、「今日は通院する」という命題が和子さんの中に入り込んでしまった以上、少しても落ち着いていただけたらと思い、お昼は簡単なものにして、一緒に探すことにしました。

結局、通院セット（保険証と診察券等）はご家族がお持ちだということが、娘さんへの電話でわかりました。けれども、その後、おひとりで家から30分ほど離れた病院へ行かれたそうです。しばらく行方不明となり、夕方からのヘルパー訪問はキャンセルになりました。

病院からの連絡でご家族が迎えに行かれたということを、後で聞いた次第。交通事故にあわずにすんで、本当によかったです。

「今日は何かあったはず？」と、毎日のスケジュールを確認するような「しっかり者」であればあるほど、心配になるような情報は入れないことだと思っています。

和子さんの場合、**事前に病院に行くことは伝えず、その時間になったらご家族が迎えに行くのがよかった**と思います。「ごめんなさいね、言い忘れちゃった。最近、忘れっぽくって！」のひと言で、突然の対応を許してくれます。

「いつも通り」が安心につながる

毎日来る新聞が休刊日に届かずパニック

ご訪問したある日の朝、92歳の松さんは下着姿で玄関にへたり込んでらっしゃいました。びっくりしてお聞きすると、「今朝は新聞が届いていない……」とおっしゃいます。

松さんにとっての新聞は、今日が何月何日何曜日かを確認する、大切なもの。月に一度、新聞には休刊日があります。しかし、認知症をお持ちの松さんは、そのことを覚えていられません。「どうしたんだ！　自分の1日が始まらない！」という、重大な事態になってしまったのです。

また、松さんには他に、いつも欠かさず行っている生活のルーティーンがあります。たとえば毎朝、「亡き奥様の仏壇にお茶を供える」ことです。

あるとき、前日に訪問したヘルパーがうっかり電気ポットに水を入れ忘れてしまい、朝にポットが空でお茶がいれられませんでした。そのときの「仏壇のお茶がいれられない！」と、今にも泣き出しそうな松さんの顔を、私は忘れられません。

暮らしの中には「いつも通りのこと」がたくさんあります。それは、その人なりの暮らしの積み重ねです。

松さんの新聞でいえば、40年間、会社への行き帰りの満員電車で、周りを気にして折りながらページをめくってきたこと。その日々の「新聞紙の肌触り」（触覚）や「インクの香り」（嗅覚）……。子どもの頃、チャンバラの刀や兜をつくる遊びの素材でもあったでしょう。

新聞はただニュースを届けるものではなく、五感を通じて感じ取ってきた特別な存在であり、松さんの生活の中にどっかりと定着しているのです。

その存在が届かないとなれば、松さんには一大事です。松さんが「五感を通して感じ取ってきた」新聞の存在について、ぜひ想像していただきたいと思います。

その後、松さんが忘れないようにとヘルパーは、明日は新聞がお休みですと書かれたチラシを机に貼ったり、日めくりカレンダーに書いておいたりするようにしました。
すると、玄関先に座り込むようなことはなくなりました。

施設入所時も自宅のものを持ち込むことで落ち着く

ヘルパーは、認知症の症状のある方がパニックに陥らず、自分らしく生活できるようにサポートするには、できるだけ早く、この「いつも通りの生活」のポイントをつかむように努めています。

実は、この「いつも通りの生活」こそ、長年一緒に暮らしてきたご家族だからわかる部分です。

ご家族はよく「お父さんは〇〇が好きだ」「お刺身で晩酌を楽しみにしていた」とお話ししてくださり、ヘルパーに様子を伝えてくれます。在宅での暮らしは、長年の生活の積み重ねでき上がっていると私は考えています。

生活の積み重ねを大切にするのは、在宅暮らしだけでなく、施設に入ったときでも同じです。

たとえば、自宅の部屋にあった品々を施設に持ち込むことで、安心される場合がよくあります。タンスなど大きなものでなくても、いつも目にする「絵画」ですとか、「のれん」ですとか、**小さくても「いつも視覚に入っていたもの」こそ、気持ちを落ち着けることができる**ようです。

認知症の症状のある方に接する場合、こんなものものもういらないとか、新聞はもう解約しよう、などと思う前に、ご本人の「いつも通りの生活」について考えてあげていただきたいと思います。

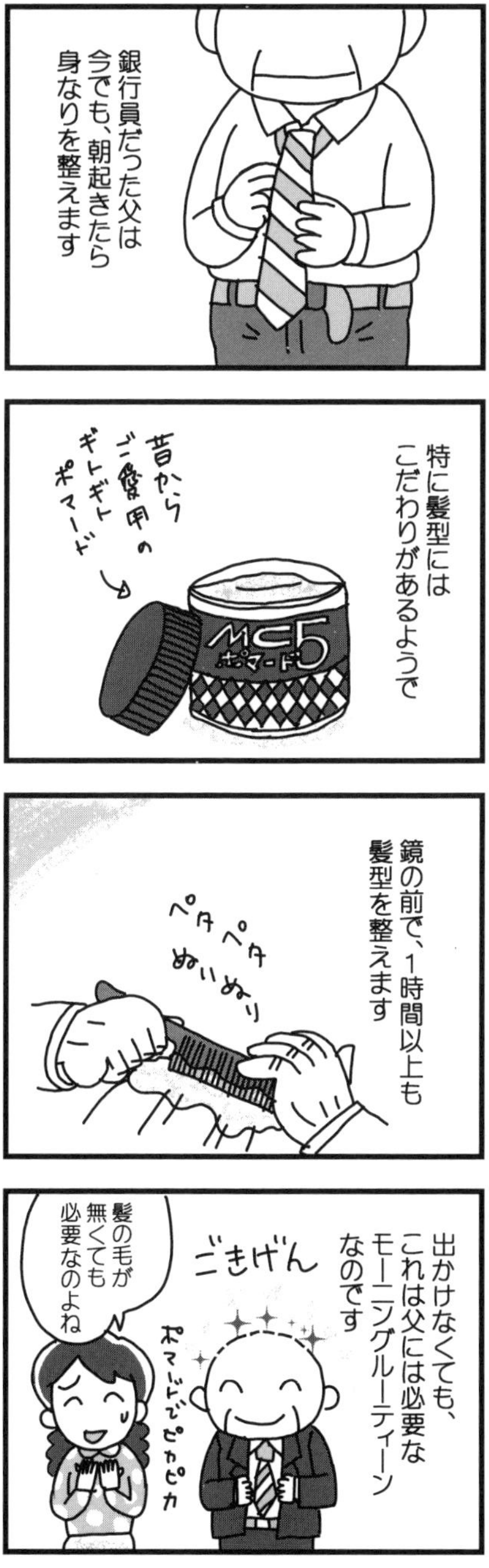

銀行員だった父は今でも、朝起きたら身なりを整えます
特に髪型にはこだわりがあるようで
昔からご愛用のギトギトポマード
MC5
ポマード
鏡の前で、1時間以上も髪型を整えます
ペタペタ
ぬりぬり
出かけなくても、これは父には必要なモーニングルーティーンなのです
ごきげん
ポマードでピカピカ
髪の毛が無くても必要なのよね

便利なもの、安全なものより「使い慣れたもの」

最新のポットが使いこなせず脱水症状に

君江さん85歳、要介護1。ひとり暮らしです。週3回のデイサービスとヘルパーを利用し、在宅生活を続けられています。

5月の「母の日」が終わった訪問日。「孫たちがポットをプレゼントしてくれた」とニコニコ顔です。机の上に置かれた立派なポットを見せてくれました。

「このポットね、いくら待ってもお湯が沸かないのよ。新品なのにおかしいわねぇ」とおっしゃいます。スイッチの近くにある温度設定がチカチカと点滅していました。みどりさんは、フタについているスイッチを所かまわず押したそうです。

以前使用していたタイプは温度設定の機能がなく、湯沸かしと保温の簡単なものでした。新しい器具を購入する際は、ヘルパーにも相談がかかるといいのですが、今回のように「プレゼント」となるとなかなか難しく、慣れていただけるように工夫するしかありません。

こういった細かな温度設定等、多機能なポットは電源を抜くことでリセットできるので、それを繰り返し説明します。使えるようになるまで根気強く、丁寧にお伝えしながら一緒に取り組みます。

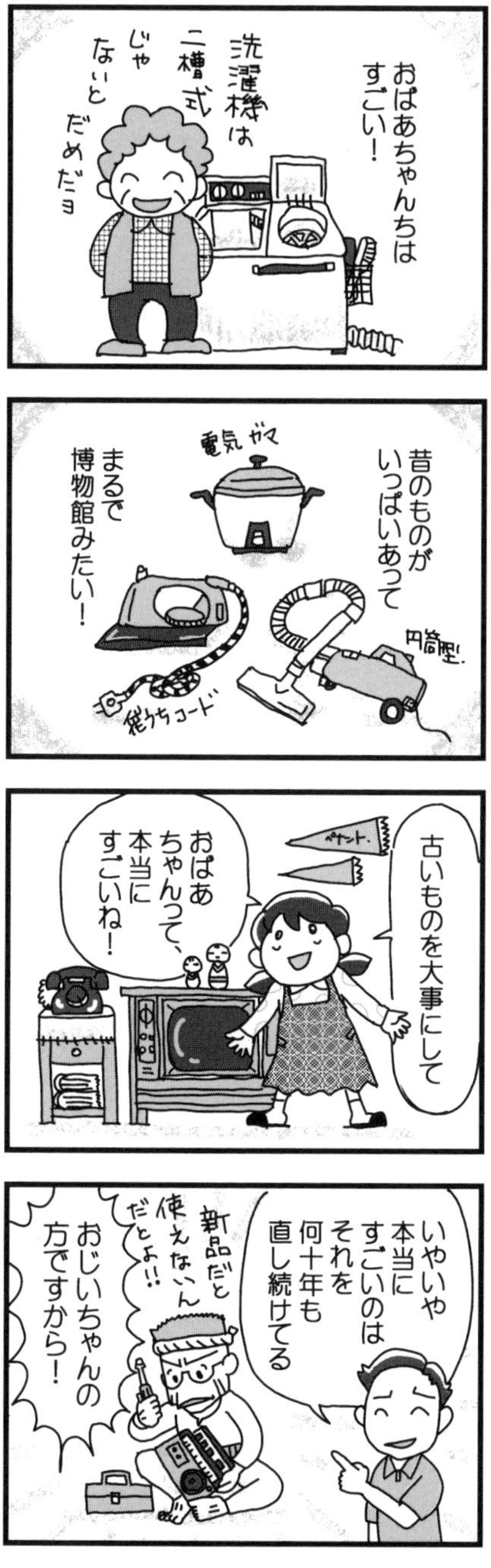

おばあちゃんちはすごい!
洗濯機は二槽式じゃないとだめだヨ
昔のものがいっぱいあって
電気ガマ
まるで博物館みたい!
円筒型!
古いものを大事にして
ペナント
おばあちゃんって、本当にすごいね!
いやいや本当にすごいのはそれを何十年も直し続けてる
新品だと使えないんだとよ!!
おじいちゃんの方ですから!

生活に新しいもの、便利と言われているものを取り入れたとき、逆に「覚えられない」「使えない」「できない」ことが表面化して、ご本人が自信を失うきっかけになりかねません。たった「電化製品の交換」が、です。

ポット以外にも電子レンジ、炊飯器や洗濯機などがあります。新しいものを購入する際に、ご家族から相談があった場合は、「できるだけ、これまでと同じものを購入してください」とお伝えしています。

現在の電化製品は様々に工夫が進み、機能も複雑化していますし、「同じもの」を探すのは逆に至難のわざかもしれません。けれども、なんとか少しでも近いものに替えていただければと思います。

実は君江さんの場合、ポットのスイッチの位置が違っただけで、「お湯が沸かない→お茶などの水分が取れない→脱水症・熱中症→入院」となりました。

入院まで行くのは、実際はポットだけの問題ではないものの、**認知症の症状のある方は、少しの変化にも対応できない傾向が見られます。**現場では「使い慣れているものを」が、合い言葉です。

排せつ介助はとくに気を配る必要がある

尊厳に関わること。「下の世話」を喜んでされる人はいない

「そんな！　子どもじゃあるまいし（怒）」と、尿溜りになった畳の前で、「私じゃありませんよ」と仁王立ちして怒るシーン……。これが毎朝のように繰り返されたら、誰でも途方に暮れると思います。

困っているのは「尿」や「便」の調整や始末がつかなくなっていることですが、ご本人が粗相を認めようとしないことに困惑するご家族の複雑な思い、親への尊敬の気持ちが萎えていくことがあり、それはよくわかります。

排せつに関することは、とても個人差が大きい領域だということは、初めに触れておきたいと思います。「下の世話にはなりたくないものだ」と、多くの当事者が合い言葉のようにおっしゃっています。

排せつについては、生理的側面と心理的側面の2つの課題があると思います。

まずは生理的側面です。認知症の症状があることで、正確な情報が介護者らに届かなくなり、命の危機につながりかねない点です。とくに排便は、いつ出たかをご本人が忘れてしまわれる可能性が高く、便秘で危険な事態となることも、頭の片隅に置いておかなければなりません。

排便や排尿は定期的にないと苦しい思いをしますし、命にも関わります。**仮に粗相をしても、「出てよかったね～！」ととらえることが大切で、それが介護の負担感を減らすうえでも重要です。**

もう一点の心理的側面は、ご本人の「下の始末を他人に介入されることはあってはならない」というプライド（尊厳＝本人らしさ）です。

また、セクシャルな面が含まれていますので、異性に対してはさらにガードが固くなります。そういった場合は、信頼のおける同性から話をしていただくのがいいかもしれません。

最近の取り組みでは、リハビリパンツ（パンツ型の紙おむつ）を履いていただくようにチームで話し合ったときに、女性のケアマネさんが「私がリハビリパンツ担当を仰せつかったのよ！」とご本人に話したところ、すんなりリハパンを使用したというケースもあります。

リハビリパンツを履いてもらうには

このように、失禁が続き、布製のパンツからパッドやリハビリパンツにたどり着くまでには、いろいろな経緯があります。

タンスの中にある布パンツの数を減らし、目につくところにリハビリパンツを置いたり。**入浴後や外出時に、自然な感じで「これに履き替えてね」と差し出して、良さそうなタイミングをねらうこともあります。**

最近のトイレは、ウォシュレット等の環境が整ってきたので、以前に比べると格段に排せつケアがラクになった面もあります。しかし、逆に機械の操作次第では、繰り返しフタが開いて故障につながったり、周りに水が漏れたりと騒動になることもあります。一長一短で、難しい問題です。

排せつのことで、とくにお伝えしたいことがあります。

私たちは、排便があった後はスッキリする感覚があります。けれども、認知症の症状のある方の場合、「お腹が張って不愉快」というイヤな感覚が往々にして残るようです。**排便の後はしばらく苛立って、気持ちが落ち着かない状況になりがちです。**

どうしたんだろう？と思ったら、叱ったりせずに、排便後の気持ちを考えてください。認知症の人の排せつケアを考えるうえでは、忘れてはいけない大切なポイントだと思います。

その他、便が漏れたために、後始末をしようとしてタンスなどに隠す、「便隠し」も認知症の人にはよく見られます。

ご家族が本当に苦労されるのを、私はたくさん見てきました。それでも、認知症の人は「自分自身」の記憶や体の衰えに日々失望し、また目の前でいろいろなことを処理ができずに困っていること。そんなご本人の気持ちを、ぜひ理解して接していただけたらと願ってやみません。

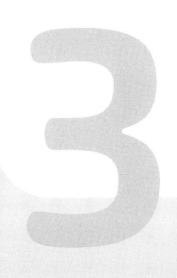

第3章

こんなとき
どうすればいい？
ケース別接し方

3

☑ 同じ用件で何度も電話をかけてくる

毎月末になると、離れて暮らす父から「通帳がない」と頻繁に電話がかかる。多いときは1時間に6回。必要なお金は手渡ししているから心配ないと説明しても、すぐ忘れてしまう。

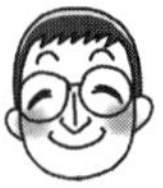

坂本

「不安になる」要素が目につかないようにする

記憶と見当に不具合が生じていると、常に頭の中が不安な感情で占められます。不安な感情は、具体的な心配事で増幅され、「頻繁な電話」という行動に現れます。ここでは、不安感情がどこから来ているのか推理して、対応を考えてみます。

月末、通帳とくれば、お金や支払いに関する不安が想像できます。きちんと説明してもまたぶり返してしまうのは、その後に月末に届いた新聞や公共料金等の請求書が目に

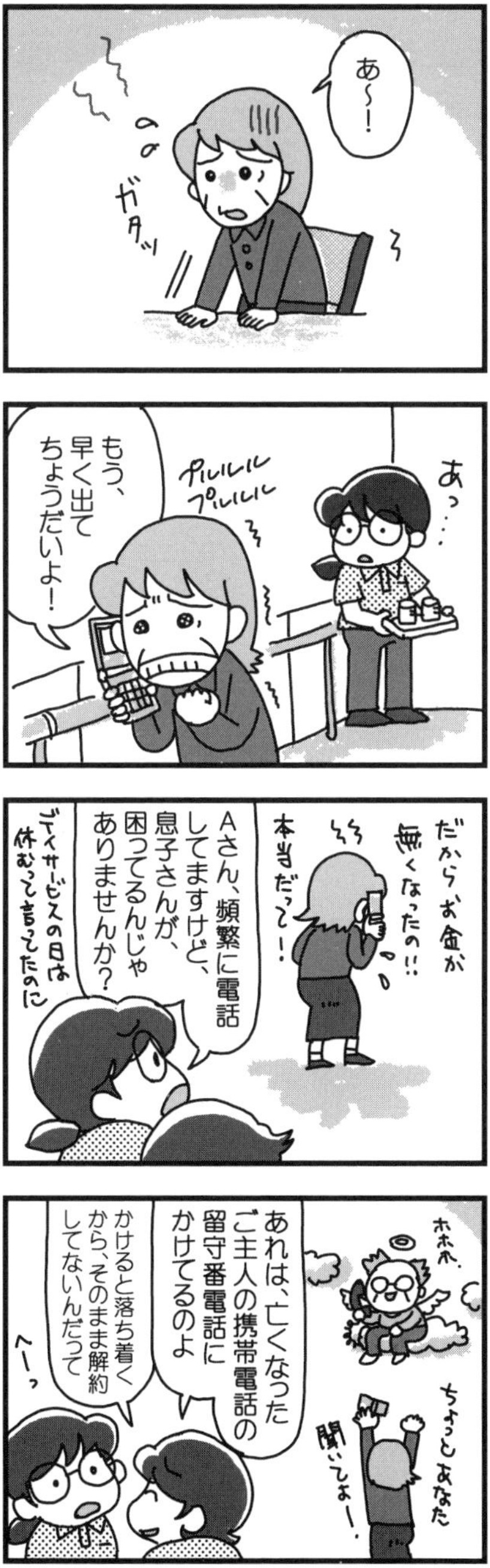
ガタッ
あ〜!
プルルル
プルルル
もう、早く出てちょうだいよ!
あっ…
だからお金が無くなったの!!
本当だって!
Aさん、頻繁に電話してますけど、息子さんが困ってるんじゃありませんか?
デイサービスの日は休むって言ってたのに
ホホホ
ちょっとあなた聞いてよー!
あれは、亡くなったご主人の携帯電話の留守番電話にかけてるのよ
かけると落ち着くから、そのまま解約してないんだって
へーっ

入ってしまうからかも。

このような場合、今後は請求書類の送付先をご家族に変更することで、再発を防止できることがあります。不安の原因を突きとめて、解決することができれば一番の近道です。**認知症の人に対しては、「説得してわかってもらおう」ではなく、不安になる根本原因を取り除く**（請求書を本人が見ないようにする）ことです。

ただし、「請求書が届かない」ことが、逆に不安のもとになる場合も。状況を見て判断していただければと思います。

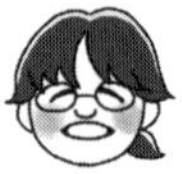

藤原

「電話はかけられるんだな、すごい」と発想の転換

認知症の人に対応するときは、「物は考えようの世界」。いったん深呼吸し、一歩も二歩も引いて、「おお、電話はかけられるんだなぁ」「電話は間違えない、すごいことだなぁ」などと考えてみます。

どうして不安になるか?の原因を考えてみるといいかもしれません。

月末になると電話があるお父さんは、生活管理を奥様に任せず(もしかしたら奥様が先立たれて不安?)、しっかり屋さんなのですね。お父さんのできることと不安な気持ちを受け取って、毎回付き合うのもひとつの手です。

「自分の物を盗んだ」と疑われる

同居の母に「しまっておいたお金がなくなった」「あなたと私しかいないんだから、あなたが盗ったに違いない」と娘が疑われるようになった。

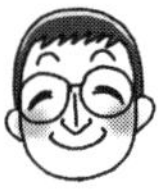

坂本

やさしい言葉をかけて関係改善するのがカギ

きっとお母さんは、何か心配事があって、お金をいつもと別の場所へ隠した（しまい込んだ）ことを忘れ、「なくしたのは自分かもしれない」と自覚できず、同居の娘を疑うしかなかったのだと想像できます。

また、日頃から親子同士のいさかいが多ければ、「娘からの仕返しかも……」とお母さんの疑いを強めてしまったのかもしれません。

この場合、親子仲の改善がカギになります。関わるのがつらくて距離を置いてしまうのは、相手を寂しくさせて不信感を招き、逆効果です。

あえてアイコンタクト、身体に軽く触れる、「寒くない？」などの少しの声かけを頻繁にしてみてください。すると安心感が増え、被害妄想もやわらぐはずです。「いい人メソッド」（P39）を活用するのも有効です。

そして、これがポイントですが、

「お母さん、お金は足りてる？　必要だったらいつでも言ってね」

と声かけしましょう。娘からお金の心配をしてくれるのであれば……と容疑が晴れるはずです。

被害妄想は認知症介護でとくに困る症状のひとつです。その大きな原因には**「心がヒマな状態である」**ことがあります。

何の役割も先の予定もなく、刺激のない日常を過ごしている人は、他に考えることがなく、先の心配事や過去のいやなことばかり思い出します。ただでさえ不安を抱えやすい、認知症の人の頭の中は心配事１００％になる……。これが被害妄想のもとです。

逆に、**カレンダーに予定が書き込まれ、いつも誰かに頼られる役割を持つようになる**

と、被害妄想は減っていきます。「頼られてばかりで困っちゃうわ♪」と、本人にとって心地良い忙しさをつくることは、被害妄想の防止に効果的です。

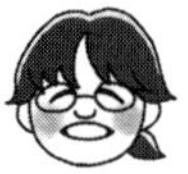

藤原　一緒に同じところを探す

「どうせ、見つからないわよ」と突き放してしまっては、関係はこじれて不安が増すばかりです。

「一緒に探してみましょう」と言って、別々の場所ではなく、同じ場所を具体的に「新聞紙をどけてみるね」とか「タンスの1段目から見てみるから、お母さんはそばで確認していて」と、「できるだけ一緒に」を心がけてください。

深い猜疑心がある方は、「あった！」と探し物を先に見つけても、「あなたが隠したのだから探せるはず」などと言われかねないので、あくまでご本人が見つけたという形をヘルパーは演出しています。

ご家族にこれをお願いするのは大変なこととわかってはいますが、ご本人のプライドを傷つけない対応が大事なのです。

☑ 失敗をしても「私じゃない」と認めない

物をなくしたり、鍋を焦がしたり……失敗を指摘しても直らない。「私じゃない」と逆にムスッとする。母は認知症とわかっていても、イライラしてしまう。

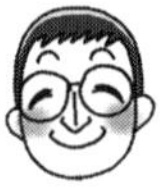

坂本

「○○さん」と名前で呼び、敬語を使ってみると苛立ち半減

本書では、メタ認知の不具合（P20）で自分の失敗を自覚できなくなるという症状を紹介しましたが、それを知っていても私たちは事例のような出来事があるとイライラしてしまいます。なぜでしょう？

それは**親子関係の逆転に、私たちの脳が対応できていない**からです。

かつて自分を生み育て社会常識を教えてくれた親を、ある日突然、子どもである自分が養護しなくてはならない立場に変わるのです。

しかも、認知症初期は見た目もふるまいも以前の親のまま。私たちは無意識に、今まで通りの親の存在を強く期待してしまい、それを裏切る行動を目にすると脳がパニックを起こすのです。

これは親子の絆が強いゆえに起こると言えるでしょう。ベテラン介護福祉士でも実の親の介護が難しいのは、こんな理由があるからです。

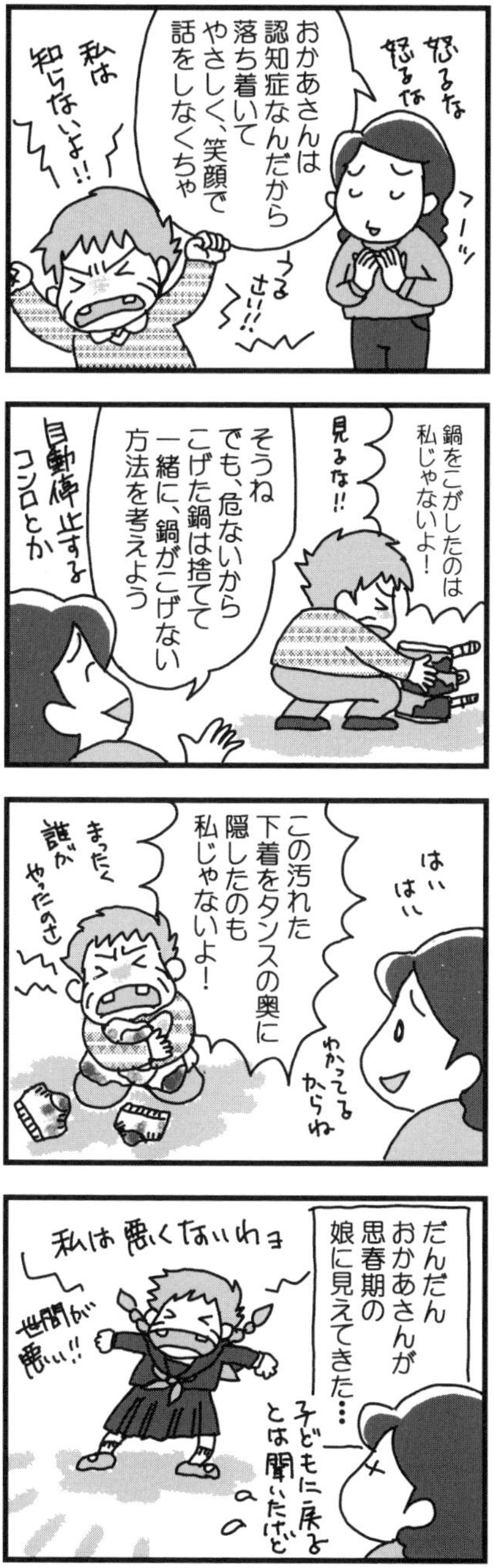

怒るな
怒るな
おかあさんは認知症なんだから落ち着いてやさしく、笑顔で話をしなくちゃ
フーッ
私は知らないよ!!
うるさい!!
鍋をこがしたのは私じゃないよ!
見るな!!
そうね でも、危ないから こげた鍋は捨てて 一緒に、鍋がこげない方法を考えよう
自動停止するコンロとか
はいはい
この汚れた下着をタンスの奥に隠したのも私じゃないよ!
わかってるからね
まったく誰がやったのさ
だんだんおかあさんが思春期の娘に見えてきた…
私は悪くないわヨ
世間が悪いッ!!
子どもに戻るとは聞いたけど

でも、親子の距離感を少しずつ離していくことで、感情的にならず認知症の症状に対応できるようになります。具体的には、

- **敬語で会話する**
- **「お母さん」ではなく「花子さん」のように名前で呼ぶ**

こうすることで、私たちの脳は自動的に親との関係性を修正してくれます。母には許せないことでも、認知症の花子さんであれば、不思議と許容できるようになるものです。

なお、認知症中期以降、紙おむつを使うようになったり、排せつ介助を必要としたりするなど、具体的な身体的変化が起きてくると、「もう以前の親とは違う」と認識できて、多少の困り事に動揺しなくなる人が多いようです。

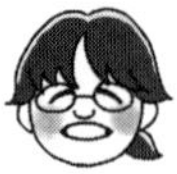

藤原　本当は感じている後ろめたさをくみ取って

認知症の人は、子どもじみた言い訳やアリバイづくりをしがちです。

たとえば、廊下におしっこが点々としていても、「犬がやった」と言う。

鍋を焦がすと、必ず新しい鍋を買ってくる。「私は焦がしてない。なんであんたはそんなことを言う」と逆襲してくる。でも、流しの下に焦がした鍋をたくさん隠している……。

失敗を認めずにムスッとした態度をとっても、本当は後ろめたさを感じているのです。その隠れた気持ちを「そうだよね」とこちらが呑み込んでしまうと、イライラが押さえられます。

私がイライラしないのは、そんな言い訳をする方に、愛（人としてのかわいさ）を感じてしまうからなのです。

☑ 同じものを不必要に何度も買ってくる

総菜や刺身など毎度同じものをたくさん買い込んで、冷蔵庫がいっぱいになっている。言い聞かせ、「同じものを買わない！」と貼り紙しても効果なし。

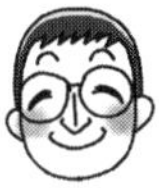

坂本 デイサービスに行くかわりと考えても

この事例は、ひとり暮らしの認知症の人にとても多く見られる光景で、どのご家族も頭を抱えています。たしかに、どうしたものか途方に暮れそうですが、ここは視点を変えてみましょう。実際に、何に困っているのでしょうか。

冷静に考えてみると、実際困るのは、

①お金を無駄遣いしている

②腐ったものを食べてしまう恐れがある

ということだけです。この2点をどうやって解決するかを考えましょう。

1日に何度も買い物に行くという行為自体は、運動にもなるし、金銭を扱い、物を選び、誰かとコミュニケーションをとったりと、実は生活リハビリとして、いいことずくめです。

逆に、**二度と買い物しないように行動を制限すると、また別の困り事が起こる**ことは確実です。よけいにかかったお金はデイサービス利用料と思えば、無駄ではないかもしれません。

手間ではありますが、食品の消費期限の管理はご家族で行ってください。もちろん、廃棄するときはご本人の立ち会いのもとで。

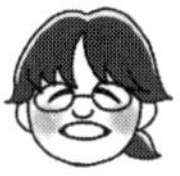

藤原　行き先のお店に事情を説明して味方になってもらう

買ってくるもののブームは必ず移っていきます。夏場はアイス。冬場は肉まんと……。

行き先がコンビニやスーパー等とはっきりしている場合は、本人と一緒に行ってお店の人にそっと認知症の症状があることを伝えておくのもいいですね。

トラブルが起きたときの連絡先も伝えておけば、何かあったときの力強い味方になってくれることがあります。

今では、認知症対応の訓練を受けている店員さんがいるお店も、増えてきているようです。

✓ 出かける前に急に「行かない」と言い出す

出かける時間が迫っているのに「行かない」としぶり、着替えや身支度をしようとしない。

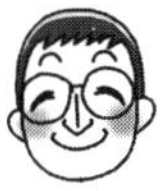

坂本　いっそ外出をあきらめるのも選択肢のひとつ

認知症に限らず、誰でも何かの準備の段階で気に食わないことが起こって「もういやになった！　知らん！」と投げ出したくなった経験はあるはずです。

この方も、支度を急かされたり、「違うでしょ！」と否定されたりするなど、周りの人の言動や態度でいやな思いをしたのかもしれません。感情コントロールが苦手になっている人や、人の言動や態度から敏感に自分を否定する雰囲気を感じてしまう人は、すぐに気分がふさぎ込んでしまいます。

そんなときは、説得しても逆効果です。いっそ外出をあきらめるのも選択のひとつです。

とはいえ、冠婚葬祭など、どうしても出かけなければならない場合もあるでしょう。そんなときは、少し時間は必要ですが、何かで気分を変えて、わだかまりが取れてから改めて誘うのがいいでしょう。

「行った先で何があるのか見当がつかない」ため、不安になっていることもあります。失敗してしまったらどうしよう、何があるのかわからない、どこに行くのかわからなくなってしまった。そんな不安に対しては、もう一度丁寧に説明して安心させることで対処できそうです。

一方、怒りが原因のこともあります。「自分を無視して話が進んでいる」ことへの怒り、「役立たず扱いされた」「否定された」という気持ち。周囲の人が本人の尊厳を無意識に傷つけていたことになります。

この場合は「ごめんね」と謝るのも誠意ですが、傷ついた尊厳を取り戻すためには、

「あなたの力が必要」「あなたの存在がないと困る」というメッセージを発信することが有効です。

結婚式であれば、新郎新婦本人やその親族から「あなたにきてほしいってずっと楽しみにしてる」と言ってもらえれば、「そういうことなら……」と重い腰を上げてくれるかもしれません。

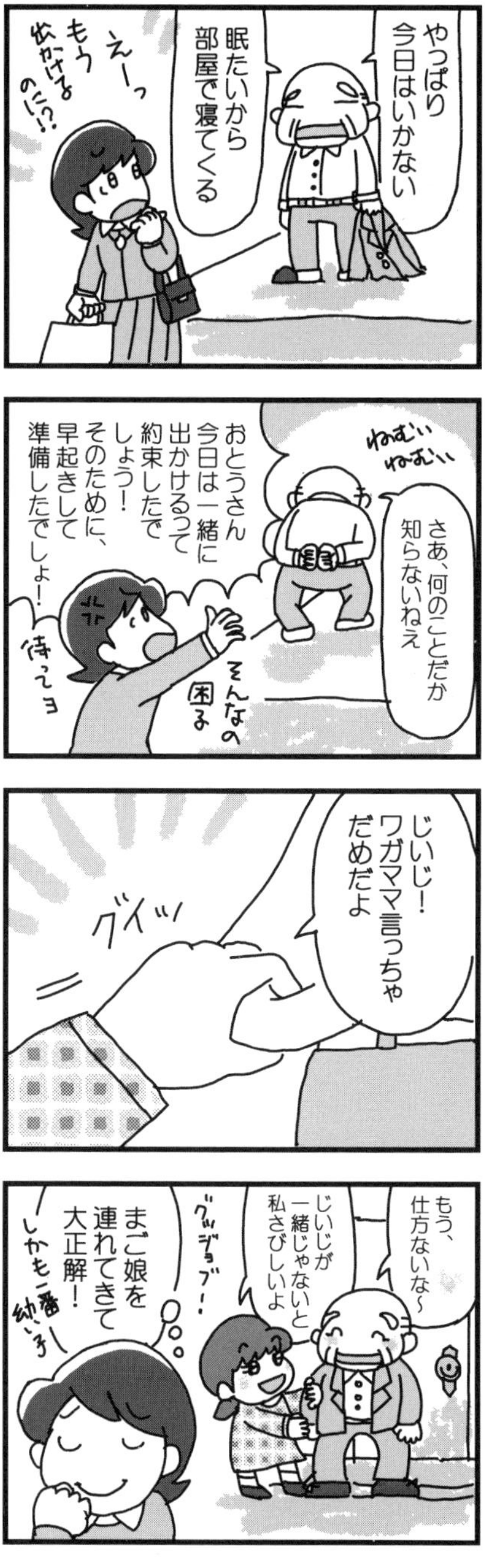
やっぱり今日はいかない
眠たいから部屋で寝てくる
えーっ もう出かけるのに!?
ねむい ねむい
さあ、何のことだか知らないねぇ
おとうさん今日は一緒に出かけるって約束したでしょう! そのために、早起きして準備したでしょ!
そんなの困る
待ってヨ
じいじ! ワガママ言っちゃだめだよ
グイッ
もう、仕方ないな〜
じいじが一緒じゃないと私さびしいよ
グッジョブ!
まご娘を連れてきて大正解!
しかも一番幼い子

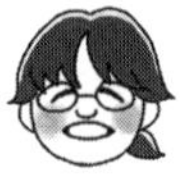

藤原　行く・行かないの押し問答に振り回されず準備を進めてしまう

急いでいるときに限って、かたくなな態度で「行かない」と言い出すことはよくあります。「行く・行かないの押し問答に振り回されない」ことが大切だと思います。

行きたくない理由を「そうだよね」と聞きながらも、準備は進めます。

たとえば、**「行く・行かないは別にして、いったん着替えましょう」**とか、「蒸しタオル」で顔を拭いてもらい、最後にゆっくり両手も拭きながら「心地良さ」を一緒に共有しながらゆっくり、さっぱりしたね～と気分を変えてもらう。

くれぐれもこちらは慌てず、ゆったりかまえてがポイントです。

「行きたくない」は、「用意が面倒で、なんとなく行きたくない」ということも多いものです。出かける準備が整ってしまえば、「じゃあ行こうか」となります。

デイサービスに行きたがらない

デイサービスに通ってほしいのに、「あんなところ行きたくない」と、かたくなに拒否する。

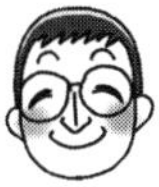

坂本　デイサービスに行きたくないのは当たり前

これも本当によくあるケースで、ご家族のガッカリした表情が目に浮かびますが……。

まず前提として、ほとんどの高齢者はデイサービスには行きたくないということを理解しておきましょう。家族にすすめられるままに通ってくれる人は、よほど心が広いか、我慢強い人なんです。

行きたくないデイサービスに行ってもらうには、本人が納得できる理由と安心感が必要です。ここでは、その成功率を高める2つのステップを紹介します。

①デイサービスに行く根拠を伝える

主治医から認知症について説明してもらい、デイサービスの必要性をしっかり伝えてもらいましょう。医師からの説明なら、「じゃあ行ってみようか」という気持ちになる高齢者は多いです。

②顔なじみで安心感を担保する

見学前にケアマネジャー、デイサービススタッフと面談し、顔なじみになってもらいます。とくにケアマネジャーとは複数回会って信頼関係をつくりましょう。本人に「あんたのすすめなら、見に行ってみようかな」という気持ちになってもらうのが大切です。

見学当日、顔なじみになった2人がその場にいてくれたら、初めての場所への心理的抵抗がぐっと下がるので、利用につながる可能性が高くなりますよ。

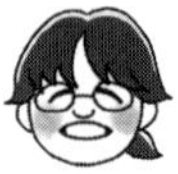

藤原　十分な見学が大切

私の知っているケースでは、「車でお迎えに来てくれるのよ」という言葉で、いやがっていたデイサービスに通う気になった方がいました。VIP待遇と感じるのでしょう。

デイサービスは、本人に合うところでないと、通い続けるのは難しいです。どのデイに通うか、ご家族だけで決められることが多いですが、**必ずご本人に見学に行っていただくこと**です。

そこにご近所さんなど知り合いがいれば、心強く、「通ってみよう」という気持ちにもなるでしょう。知り合いがいなくても、**気の合いそうな人を見つけられるかどうか**です。

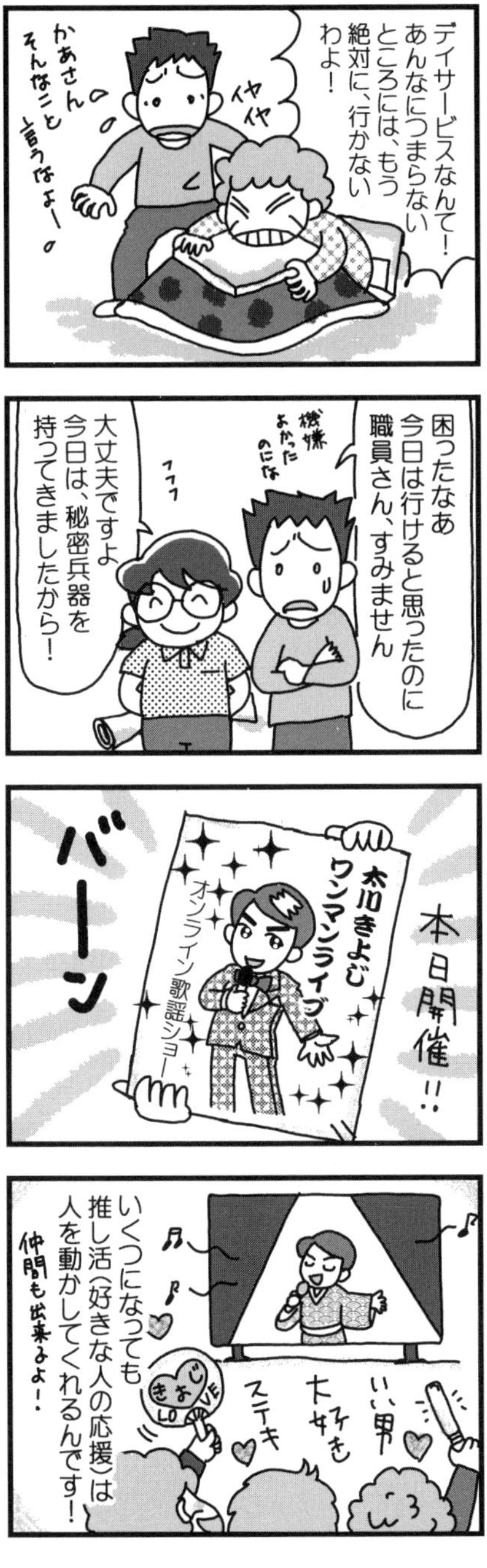
デイサービスなんて！あんなにつまらないところには、もう絶対に、行かないわよ！
イヤイヤ
かあさん そんなこと 言うなよー
困ったなあ 今日は行けると思ったのに 職員さん、すみません
機嫌よかったのにな
フフフ
大丈夫ですよ 今日は、秘密兵器を持ってきましたから！
本日開催!!
氷川きよし ワンマンライブ
オンライン歌謡ショー
バーン
いくつになっても推し活（好きな人の応援）は人を動かしてくれるんです！
仲間も出来るよ！
いい男
大好き
ステキ
きよし
LOVE

曜日が違うとメンバーも違うものです。できれば、違う曜日で複数回、見学に行ってみると、「この感じならいい」となることも。

デイサービスに無事通うようになっても、「もう行きたくない」と言い出す方は多いです。十分に見学して、気の合いそうな人を見つけても、座るテーブルでメンバーが変わってしまったりします。デイを続けられるかは、他の利用者さんとの関係性がとても大きいと思います。

とはいえ、「そんなにいやなら、やめてしまいましょうか」と、すぐにあきらめる必要はありません。

まずは施設の方に、「同じテーブルのこの人が苦手（で行きたくない）と言っている」と相談しましょう。**家族が出ていって、代わりに言う**ことが大切です。本人からはなかなか言えないことです。

デイという場所自体がいやにならないよう、長引かせず早めの対処を。

テレビに悪態をついている

1日中テレビを大音量でつけて、画面に向かって悪態をついている。うるさいし、聞いていて不愉快なのでやめてほしいが……近づくととばっちりが来そうで、なるべく関わらないようにしている。

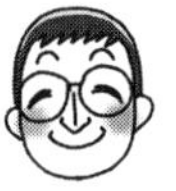

坂本　「厄介だから避ける」は逆効果

大きな音や声は、周りに強いストレスを与えます。それが悪態ならなおさらですね。ここでも本人の感情に注目してみましょう。

悪態をつくときの感情は「イライラ」「ムシャクシャ」なので、その原因を解決すれば収まるはずです。しかし、認知症の人は記憶の不具合の影響で、原因を思い出せず、自分で説明できないことが多いので、解決の糸口を見つけるのは困難です。

でも不思議なことに、原因は思い出せないのに「イライラ感情」だけは残り続けて「悪態」になるのです。

だから、「イライラ感情」そのものをどうにかするしかありません。有効なのは、ストレス発散と他者との触れ合い、安心感などのポジティブな関わりです。

話しかけたり、一緒においしいお菓子を食べようと誘ったり、目が合ったら微笑んだりするなど、**3秒~長くて3分くらいでもかまいませんから、できるだけ頻度を多く、ポジティブで温かいコミュニケーションを意識してとってみてください。**

家族やなじみの人との交流、心地良く安心できる体験は、徐々に心を癒して悪態が減るでしょう。

ついやってしまいがちですが、「厄介だからなるべく関わらない」は、相手を孤独にさせ、ないがしろにされた印象を残してしまい、さらにイライラさせて逆効果です。

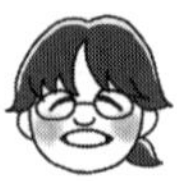

藤原　テレビの映像は刺激が強すぎるかも

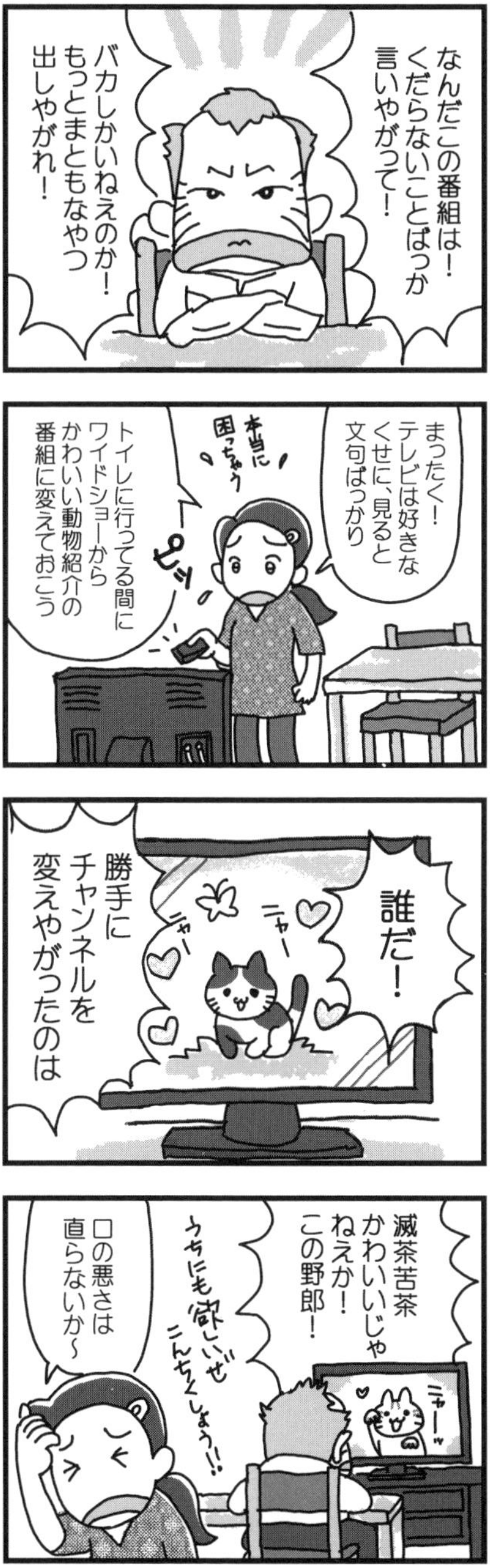
なんだこの番組は！
くだらないことばっか
言いやがって！
バカしかいねえのか！
もっとまともなやつ
出しやがれ！
まったく！
テレビは好きな
くせに、見ると
文句ばっかり
本当に困っちゃう
ピッ
トイレに行ってる間に
ワイドショーから
かわいい動物紹介の
番組に変えておこう
誰だ！
ニャー
ニャー
勝手に
チャンネルを
変えやがったのは
滅茶苦茶
かわいいじゃ
ねえか！
この野郎！
うちにも欲しいぜ
こんちくしょう!!
ニャーッ
口の悪さは
直らないか〜

テレビに向かって怒るのは、番組の話の流れについていけなくなっているため、ということもあります。ＣＭに怒っている方もいますね。間にＣＭが入ることで、よけいに追いつけなくなることもあります。ＣＭが入らないＮＨＫをつけるようにするのがいいかもしれません。

認知症の進行度合いによっては、テレビ番組の映像は刺激が強すぎる場合があります。刺激の強いバラエティ番組などより、**動物や自然がテーマの番組がおすすめ**です。ずっと文句ばかり言っている人が、綾小路きみまろの映像には大爆笑していました。美空ひばりなど、ご本人のお好きな歌手の映像を流すのも、いい方法です。**YouTubeを利用してみてもいい**でしょう。

どんな映像がご本人にとって心地良いか、いろいろ試して探ってください。

ちなみに、テレビの音量は、耳が遠くなったため大きくしていることも。**手元に置いて聴けるスピーカー**を使えば、部屋中にテレビの音が響き渡るようなことはなくなります。

☑ 必要なときにトイレに行こうとしない

お出かけ前など、必要なときにトイレに誘っても、「私はいいわ」「行かない」と、かたくなに拒む。

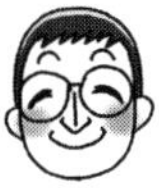

坂本　声かけに工夫を

あとあとトイレに行けず困ったことになるのは目に見えているのに……どうしてこんなに意固地になるのでしょう。ここでは、トイレをすすめられたときの本人の感情に着目して考えます。

排せつという行為は、生活の中でもっとも人から触れてほしくない部分です。「今のうちにトイレ行って！」「オムツあてなきゃだめよ」とたびたび言われればプライドが傷つきます。しかも、人前であればなおさらです。

あるいは、声かけしたときにはすでに下着が汚れてしまっていて、バレないタイミングで着替えたいと考えているケースもあるのです。


介護する側にとっては当然の声かけですが、本人の羞恥心やプライドを無視していることに気づかず、この対応を続ければ、相手に拒絶されてしまうかもしれません。

排せつに関することは**ひと目を避け、本人だけの耳に入るように伝える**か、「これから出かけるけど、1時間くらい車移動だから、一応トイレ行っておく?」と、**意志決定を本人にゆだねつつ**、**必要性に気づいてもらう声かけ**が有効です。

その際に念のため、着替えのパンツなどもひっそり手渡すと、本人も安心でしょう。

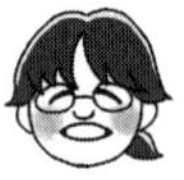

藤原　「立ち上がるきっかけ」をつくる

「トイレ」という言葉に反応しがちなので、**トイレという言葉は使わず**、「立ち上がるきっかけ」をつくります。

「ちょっと寒くない？」とか「足が冷えているみたい」などと声をかけ、コミュニケーションをとりながら、「いったん椅子を引いてみるね」と立ち上がってもらいます。

立ったら、少し別の場所に移ってもらうだけでも、膀胱に圧迫感を与えることになります。重力の助けを借りて「トイレ」へのイメージができたところに、「じゃあこっちね」と自然な流れでトイレへ。

「トイレに行かないと」と始終声かけされている方から、「子どもじゃないんだから、トイレは自分で決めます」ときっぱり言われ、叱られたことがあります。

デイサービスを利用するメリットは？

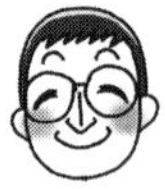

坂本

「心のヒマ」を減らせる

デイサービスには、運動・食事・入浴・排せつなどのケアを受けられるだけでなく、家族が介護からわずかな時間でも解放される特典がありますが、実は大きなメリットがもうひとつあります。

それは、本人の孤独をいやし、「心のヒマ」を減らせることです。

デイサービスになじめれば、気の合う仲間ができて孤独感が癒やされます。時には家族の愚痴も言い合うかもしれませんが、それもまた心のバランスを保つのに必要なのです。

また、**デイサービスに行くという「予定」ができることで、生活にリズムが生まれ、適度な忙しさの中で不安を感じる時間が減ります。**認知症そのものの進行は止められないまでも、被害妄想や抑うつ、不眠、徘徊などの症状が落ち着いていく効果が期待できるのです。

しかし先に述べた通り、多くの高齢者はデイサービスに行きたくないと思っており、ただでさえ不安を感じやすい認知症の人であれば、なおさら苦痛なはずです。そのため、午前中くらいは我慢できても、昼食が済んだ頃に「すいませんが、そろそろ帰らせてください」と言う人がとても多いのです。

ところが職員は、職務上の義務感からあの手この手で引きとめてくるので、「自分でタクシー呼びますから」「歩いて帰ります」「大切な用事があるから帰らせてください！」と必死に訴えても、結局夕方まで帰ることができません……。

このように、「帰りたいのに帰れない」を繰り返すことで、「あそこは怖い場所」という印象が強く刻まれてしまうのです。

これを避けるには、「ならし保育」ならぬ「**ならしデイサービス**」が有効です。最初の数回は、本人が「そろそろ帰らせてください」と訴えたらすぐに家族が迎えにいくか、デイサービスが自宅に送り届けるのです。

私が運営するデイサービスは、この方法を採用しており、実際のところ最初の1回目は途中で帰宅したとしても、2回目以降も途中で帰りたくなる人はほとんどいません。

もちろん、楽しく充実した時間を提供することが大前提ですが、**「いつでも帰れる安心安全な場所」だからこそ、「また行きたい」と思ってもらえる**のではないでしょうか。

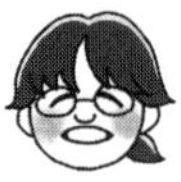

藤原　食事がしっかりとれる

在宅介護のヘルパーから見た、デイサービスのメリットです。

大きいのは、食事がきちんととれること。デイサービスでは、栄養バランスの整えられた昼食が提供されます。家での普段のお食事はなかなかバランス良く用意できないという方も、デイでの食事でしっかりと栄養補給できるということがあります。

家では食欲がない、好き嫌いが出て食べるものが偏りがち、という方でも、**デイで他の利用者さんと食事を共にすることで、刺激を受け、食欲も湧いてくる**ことが多いです。

デイでは好き嫌いせず何でも食べている、という報告もよく耳にします。

とくにひとり暮らしの認知症の人は、ひとりで家にいる時間が長いものです。デイに行くことで、「新しい時間」が生まれます。職員さんや他の利用者さんと話をしますし、レクリエーションで体を動かしたり歌を歌ったりもします。**心身共に刺激を受け、生活に張りが出ます。**

デイサービスとヘルパーの訪問介護は、どちらも違ったメリットがあります。両方をうまく暮らしの中に組み込んで、長らく在宅生活を続けている認知症の人は少なくありません。

訪問ヘルパーを利用するメリットは？

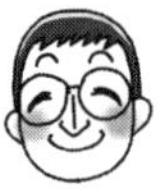

坂本　**社会性が保たれる**

認知症の人が訪問介護を利用するのは、日常生活がひとりで回らなくなったときでしょう。ヘルパーさんに来てもらうことで、掃除が行き届き、食事内容も改善します。

けれどもそれだけではなく、ヘルパーさんという「他人」が家に来てコミュニケーションをとることで、社会性が保たれるのも、大きなメリットです。

訪問介護導入前は、1日中ほとんど誰ともしゃべらなかった、という認知症の人も多いものです。結果として、認知症の症状が進んでしまうことも。**ヘルパーさんが来るようになり、話し相手ができて、認知症の進行がゆるやかになったという話はよく聞きます。**

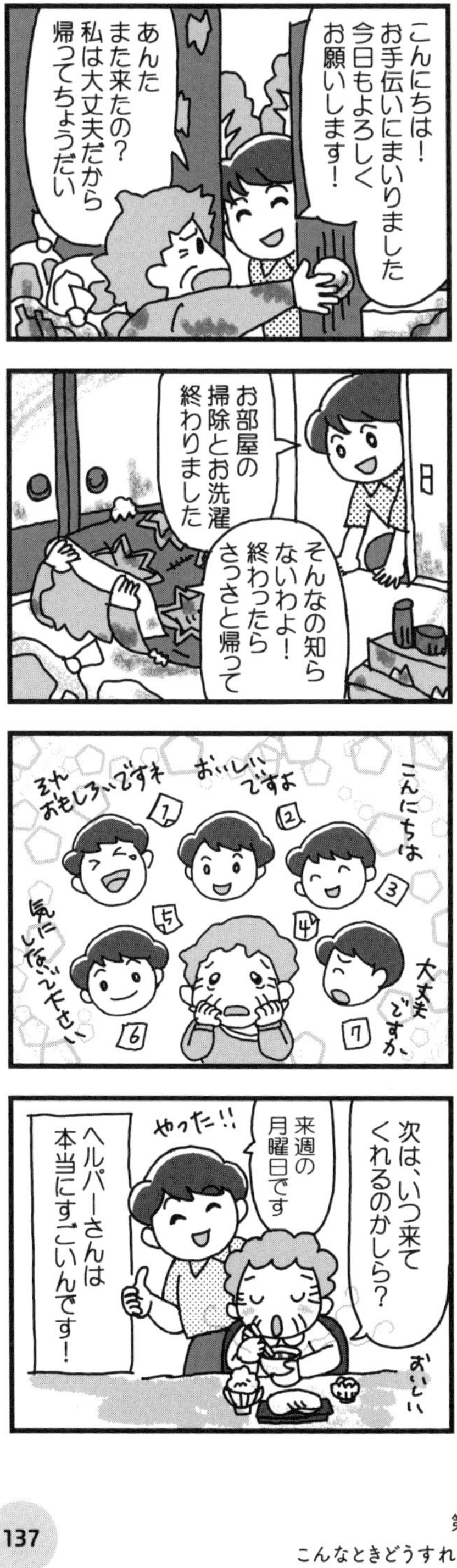
こんにちは！
お手伝いにまいりました
今日もよろしく
お願いします！
あんた
また来たの？
私は大丈夫だから
帰ってちょうだい
お部屋の
掃除とお洗濯
終わりました
そんなの知らないわよ！
終わったら
さっさと帰って
こんにちは
おいしいですよ
それおもしろいですね
大丈夫ですか
気にしないで下さい
次は、いつ来て
くれるのかしら？
来週の
月曜日です
やった!!
ヘルパーさんは
本当にすごいんです！
おいしい

また、**ヘルパーさんは「介護のプロ」として、認知症の人の対応を心得ています。**ごく自然に接し、繰り返しの話も否定せずに笑顔で聞いてくれます。ひとりの人として尊重した、丁寧な対応をしてくれます。

すると、そこには信頼関係が生まれ、認知症の人は安心感をもって日常生活を送れるようになります。気持ちが前向きになり、認知症になってからやらなくなっていた家事などを再開するケースもあります。ご家族への頻回な電話が減ることも。

最初はヘルパーさんを頼むことについて抵抗があったご家族、ご本人も、ひとたび訪問介護が軌道に乗ると、「来てもらえてよかった」と口々におっしゃいます。

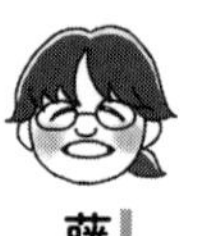

藤原　ひとり暮らしを続けられる

認知症の症状は、とくに初期の頃は波があります。「こんなに進行しているのか」と思うような、調子が悪いときと、「本当は認知症ではないのでは？」と思うような、調子の良いときがあります。

調子の悪いときを見てしまうと、「これはもう施設に入ってもらうしかない」と考えがちです。また、認知症介護とは家族が24時間張りつかないといけないもの、という思い込みもあるようです。だから、在宅での介護は無理（施設に入ってもらうしかない）という発想にもなります。

けれども実際には、認知症の初期の頃なら、ひとり暮らしも十分続けることができます。私たちヘルパーが通うお宅はひとり暮らしの方がほとんどですが、認知症がだいぶ進んでいても在宅でがんばられているケースは少なくありません。

認知症の初期であれば、週に数回でもヘルパーに入ってもらうことで、うまく日常生活が回ることが多いものです。もちろん、ご家族の介護がラクになるという大きなメリットがあります。

介護は長丁場です。ぜひともヘルパーを上手に活用して、ご家族が介護に煮詰まることがないようにできればと願っています。

あとがき

認知症との出会いは30年前になります。介護保険制度がなかった当時、自治体に公務員ヘルパーとして採用された私は、研修を受けながら訪問を続ける毎日でした。

スキルも知識もない自分がとてもいやで、「なぜ、ひとりでご自宅に伺うなどという、大それた仕事についていてしまったのか？」と、毎日辞めたいと思いながら仕事に向かっていました。

その日の訪問先は、80歳の奥様がアルツハイマー型認知症のお宅でした。ご主人が必死に介護されていましたが、85歳で疲労困憊状態。ヘルパーの派遣となったお宅です。

当時はデイサービスも少なく、入浴もままならなかったので、「全身清拭」「おむつ交換」「嚥下食の準備」「食事介助」と、介護フルセットなプランでした。訪問時間は3時間。ご主人と一緒にじっくり関わりながらのプランでした。現在の介護保険制度のもとでは、3時間のプランは自費を使わなければ組めません。

研修中の身で、1から10まで不安だらけでした。まともな言葉がけもできず、場を和ませるスキルもありません。奥様はアルツハイマーの後期の特徴である能面のようなお顔で、笑うことができません。食事も1時間はゆうにかかります。そんなご主人は「食べた！」「今、笑った！」と声をかけ、笑顔で接していました。そんなご主人に励まされました。

私はその励ましにこたえたいと、「どうして、このような状態になるのか？」「改善策や予防方法はないのか？」と専門書を読み、医療関係者の講演会に出かけていきました。けれども当時、日本では血管性認知症が多く、アルツハイマー型は少ないと説明されており、在宅の実態とは乖離していることに悩みました。

医療と介護現場との認識の乖離について質問すると、ベテランの先輩方からは「そんなことは気にせず、『どうしたら本人らしく暮らせるのか？』を考えるのよ」と諭され、今日に至っています。

今、認知症への理解は進んで、「当事者主体」の条例もある社会になってきました。東京都世田谷区には「世田谷区認知症とともに生きる希望条例」があります。

平均寿命が伸びるとともに、日本でこの症状をお持ちの方はやがて1000万人を超える（軽度認知障害も含め）とも予測されています。けれども、認知症の人への対応はまだまだ、理解されていないと感じることが多い現場です。一番は「ゆったり、のんびり、慌てずに」のケアが、効率を旗印にした介護保険制度の短時間化と逆行していることです。

本書の執筆は出版社からのお声がけがきっかけでした。認知症対応について、現場での実践的な方法は伝えられるものの、私はなにぶん「感覚的」で、理論面を強化してくれる相手が必要でした。そこで、友人つながりで交友をもった坂本さんに、コラボをお願いしました。

本書の構成を考えるため、何度も坂本さんと意見交換をしましたが、とても楽しい時間でした。

原稿の校正には、ひとり暮らしで奮闘する94歳の母も加わってくれました。多くのご家族、人との出会いがこの本の完成にあること、あとがきに記して謝辞とします。

藤原るか

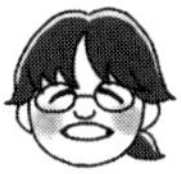

藤原るか（ふじわら・るか）

東京都の訪問介護事業所・NPOグレースケア機構所属・登録ヘルパー。学生時代に障害児の水泳指導ボランティアに参加したことから、福祉の仕事に興味を持つ。介護保険スタート前から訪問ヘルパーとして働き、この道30年以上。在宅ヘルパーの労働条件の向上を目指し、介護環境の適正化を求めた公の場での発言も多い。「共に介護を学び合い・励まし合いネットワーク」主宰。著書に『介護ヘルパーは見た』（幻冬舎新書）他。

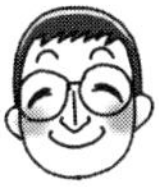

坂本孝輔（さかもと・こうすけ）

1974年生まれ。東京都認知症介護指導者・介護福祉士。介護専門学校を卒業後、特養・訪問介護・ケアマネ・福祉用具・小規模多機能・グループホーム等の経験を経て、2012年に株式会社くらしあすを起業。通所介護事業（デイサービス）等を運営するかたわら、現場でも面白おかしく働く毎日。認知症ケアをライフワークとし、施設や家族介護の課題解決の支援に力を注いでいる。認知症介護の研修講師としても活動する。

ブックデザイン
田中俊輔

マンガ・イラスト
介護士タカハシさん
（Instagram「コミックエッセイ 介護士タカハシさん」@atu.ohanasi）

編集
水沼三佳子（すばる舎）

認知症の人の「かたくなな気持ち」が
驚くほどすーっと穏やかになる接し方

2023年7月23日　第1刷発行
2023年9月13日　第2刷発行

著　者――藤原るか／坂本孝輔
発行者――徳留慶太郎
発行所――株式会社すばる舎
東京都豊島区東池袋3-9-7 東池袋織本ビル　〒170-0013
TEL 03-3981-8651（代表）　03-3981-0767（営業部）
FAX 03-3981-8638
http://www.subarusya.jp/
印　刷――ベクトル印刷株式会社
落丁・乱丁本はお取り替えいたします

ISBN978-4-7991-1134-5